一 覧 表

記号	英語名称	
LRE	ligand response element	リガンド応答配列
LT	leukotriene	ロイコトリエン
MAP	mitogen activated protein	分裂促進因子活性化タンパク質
MAPK	mitogen activated protein kinase	MAP キナーゼ
MGP	matrix Gla protein	マトリクス Gla タンパク質
MHC	major histocompatibility complex	主要組織適合抗原複合体
Mn	manganese	マンガン
Mo	molybdenum	モリブデン
mRNA	messenger RNA	メッセンジャー RNA
MTP	microsomal triglyceride transfer protein	ミクロソームトリグリセリド輸送タンパク質
NAD	nicotinamide adenine dinucleotide	ニコチンアミドアデニンジヌクレオチド（酸化型）
NADH	nicotinamide adenine dinucleotide	ニコチンアミドアデニンジヌクレオチド（還元型）
NADP	nicotinamide adenine dinucleotide phosphate	ニコチンアミドアデニンジヌクレオチドリン酸（酸化型）
NADPH	nicotinamide adenine dinucleotide phosphate	ニコチンアミドアデニンジヌクレオチドリン酸（還元型）
OCIF	osteoclast inhibitory factor	破骨細胞形成阻害因子
ODF	osteoclast differentiated factor	破骨細胞分化誘導因子
OPG	osteoprotegerin	オステオプロテゲリン
PA	plasminogen	プラスミノーゲン
PDGF	platelet-derived growth factor	血小板由来増殖因子
PG	prostaglandin	プロスタグランジン
PGE_2	prostaglandin E_2	プロスタグランジン E_2
PGI_2	prostacyclin	プロスタサイクリン
PI3K	phosphatidylinositol triphosphate kinase	ホスファチジルイノシトール三リン酸キナーゼ
PIP_2	phosphatidylinositol diphosphate	ホスファチジルイノシトール二リン酸
PK	protein kinase	プロテインキナーゼ
PL	pyridoxal	ピリドキサール
PLC	phospholipase C	ホスホリパーゼ C
PLP	pyridoxal 5'-phosphate	ピリドキサール 5'-リン酸
PM	pyridoxamine	ピリドキサミン
PML	promyelocytic leukemia	前骨髄性白血病
PN	pyridoxine	ピリドキシン
PP	protein phosphatase	プロテインホスファターゼ
PPAR	peroxisome proliferator-activated receptor	ペルオキシゾーム増殖剤活性化受容体
PTH	parathyroid hormone (parathormone)	副甲状腺ホルモン（パラトルモン）
RA	retinoic acid	レチノイン酸
RAL	retinal	レチナール
RANK	receptor activator of NF-κB	NF-κB 活性化受容体
RANKL	receptor activator of NF-κB ligand	RANK リガンド
RAR	retinoic acid receptor	レチノイン酸受容体
RARE	retinoic acid receptor element	レチノイン酸受容体応答配列
RBP	retinol-binding protein	レチノール結合タンパク質
RE	retinyl fatty acid ester	レチニールエステル，レチニール脂肪酸エステル
RNA	ribonucleic acid	リボ核酸
ROH	retinol	レチノール
rRNA	ribosomal RNA	リボソーム RNA
RXR	retinoid X receptor	レチノイド X 受容体
SDH	sorbitol dephydrogenase	ソルビトールデヒドロゲナーゼ
SGLT	sodium glucose cotransporter	ナトリウム依存性糖共輸送担体
Shc	src homology and collagen	src 相同体およびコラーゲン
SOD	superoxide dismutase	スーパーオキシドジスムターゼ
T	thymine	チミン
TCA	tricarboxylic acid cycle	クエン酸回路，クレブス回路
TG	triacylglycerol	トリアシルグリセロール
TGF	transforming growth factor-β	形質転換成長因子
TNF	tumor necrosis factor	腫瘍壊死因子
TPP	thiamin pyrophosphate	チアミンピロリン酸
TRE	thyroid hormone receptor element	甲状腺ホルモン受容体応答配列
tRNA	transfer RNA	トランスファー RNA
Trp	tryptophan	トリプトファン
TX	thromboxane	トロンボキサン
U	uracil	ウラシル
UCP	uncoupling protein	脱共役タンパク質
UMP	uridine monophosphate	ウリジル酸
VDR	vitamin D receptor	ビタミン D 受容体
VDRE	vitamin D response element	ビタミン D 受容体応答配列
VEGF	vascular endothelial growth factor	血管形成誘導因子
VLDL	very low density lipoprotein	超低密度リポタンパク質

分子栄養学

編：榊原 隆三
共著：岡　　達三
　　　川口　　巧
　　　佐田　通夫
　　　杉元　康志
　　　中野　隆之
　　　原田　　大
　　　堀内　正久

建帛社
KENPAKUSHA

執筆分担

岡　達三：第1章
川口　巧：第2章1・2, 第3章2・3・4
佐田 通夫：第2章1・2, 第3章2・3・4
杉元 康志：第4章
中野 隆之：第2章3・4・5
原田　大：第2章1・2, 第3章2・3・4
堀内 正久：第3章1・5

まえがき

　人類の永い歴史の中で，経験をもとにして常用されるようになった食品の開発の歴史も，近時は周辺諸科学の進歩と連動して理論的な考察に基づく開発のプログラミングが可能となってきている。一方，栄養士・管理栄養士養成課程の学生にとって栄養学の占める比重は少なからず大きい。常用されている食品に含まれる栄養素についての知識を学ぶのみならず，栄養素の生体に対する作用を通して生体を一層深く知り，かつ，未知の生体現象を解きほぐす鍵もそこから得られる可能性をもっているためである。

　一歩進めていうと，糖質，脂質，タンパク質などの栄養素の代謝は，生体のもつ巧妙な機構により調節されていることが明らかであり，代謝調節に重要な役割をもつ各種タンパク質，ホルモン，ビタミン，微量金属元素等の作用を分子レベルで理解しておくことは，人の栄養を考える上で必須のことである。一方では，栄養素自体が生体・細胞の代謝，遺伝子発現等を調節していることが近年ますます明らかになってきた。本書では，生体における栄養素の代謝調節および栄養素そのものの生体代謝調節へのかかわりを分子生物学的見地から解明する学問として分子栄養学をとらえている。

　本書は4章から成り，第1章では，分子栄養学の基礎として特に重要な遺伝子の構造・発現・調節ならびに遺伝子産物であるタンパク質の構造とはたらきについて分かりやすくまとめた。第2章では，糖質，脂質，アミノ酸，ビタミン，ミネラルの代謝と，それら栄養素が様ざまな転写因子などを介して生体・細胞の機能を調節していることを解説した。第3章では，栄養摂取と密接な関係をもつ生活習慣病に焦点を当て，病態発症機構について分子生物学的な解説を行った。第4章では，分子生物学的手法・技術の栄養学を含めた各分野への応用についての紹介として，バイオテクノロジー技術およびそれと関連する遺伝子組み換え作物や食品について記した。全編を通して，図や表を見ながら，なるべく容易に理解できるよう配慮した。

　分子栄養学の領域に属す学問は比較的新しく進歩は急速である。多くの新しい知見が加わり，内容は今後ますます複雑になるものと思われる。本書によって，分子栄養学を学ぶ基礎と興味が得られたら著者らの試みは成功したといえよう。栄養士・管理栄養士養成課程のみならず，医学，歯学，薬学，農学の学生諸氏にも利用していただければ幸いである。

　最後に，出版企画の当初から多大なお力添えと，編集に際してたぐいまれな能力を発揮いただいた建帛社本間久雄氏に厚くお礼申し上げます。

2003年3月

榊原隆三

目　　次

第1章　分子栄養学の基礎

1．1．遺伝子の構造とセントラルドグマ …………………… 1
1．核酸の発見　*1*
2．核酸の構成成分　*1*
3．DNAの二重らせん構造　*3*
4．DNAの変性と再生　*5*
5．RNAの構造と機能　*5*
6．情報伝達の流れ－セントラルドグマ　*7*

1．2．遺伝子の発現と調節 ………………………………… 8
1．DNA複製の機構　*8*
2．転写調節機構　*9*
3．翻訳調節機構　*10*

1．3．タンパク質の構造とはたらき ……………………… 12
1．アミノ酸とタンパク質　*12*
2．アミノ酸のペプチド結合　*12*
3．タンパク質の構造　*12*
4．タンパク質の合成と分解　*13*
5．機能面からみたタンパク質の分類　*14*

第2章　栄養素と分子栄養学

2．1．糖質と分子栄養学 …………………………………… 15
1．糖質の分類　*15*
2．糖質の吸収・代謝経路　*15*
3．糖質輸送の分子機構　*16*
4．糖質代謝　*17*
5．糖質代謝の臓器特異性　*22*
6．糖質による遺伝子発現　*22*

2．2．脂質と分子栄養学 …………………………………… 24
1．脂質の分類　*24*
2．脂質の吸収・リポタンパク質代謝経路　*24*
3．脂肪酸の代謝と調節機構　*29*
4．コレステロールの合成・代謝　*31*

2．3．アミノ酸と分子栄養学 ……………………………… 35
1．アルブミン遺伝子発現の調節　*36*
2．リボソームタンパク質L17遺伝子発現の調節　*37*

目次

3．インスリン様成長因子結合タンパク質遺伝子発現の調節　*38*
2．4．ビタミンと分子栄養学 …………………………………… *40*
1．脂溶性ビタミン　*40*
2．水溶性ビタミン　*50*
2．5．ミネラルと分子栄養学 …………………………………… *56*
1．カルシウム　*56*
2．鉄　*59*
3．リン　*61*
4．亜鉛　*61*
5．銅　*62*
6．セレン　*63*

第3章　生活習慣病と分子栄養学

3．1．循環器疾患－心疾患・脳血管疾患・高血圧 ………… *67*
1．循環器疾患の基礎疾患としての動脈硬化　*67*
2．心疾患　*72*
3．脳血管疾患　*75*
4．高血圧　*77*
3．2．肥満と分子栄養学 …………………………………… *79*
1．肥満とは　*79*
2．肥満の分類　*80*
3．肥満の原因　*81*
4．肥満の分子メカニズム　*82*
5．成熟脂肪細胞の特徴　*84*
6．運動による肥満解消の分子メカニズム　*87*
3．3．糖尿病と分子栄養学 ………………………………… *89*
1．糖尿病とは　*89*
2．糖尿病の診断　*89*
3．糖尿病の分類　*90*
4．インスリン　*90*
5．Ⅰ型糖尿病　*94*
6．Ⅱ型糖尿病　*94*
7．倹約遺伝子　*98*
8．糖尿病の合併症　*99*
9．ポリオール代謝異常　*100*

3．4．骨粗しょう症と分子栄養学 …………………………… *101*
1．骨粗しょう症とは　*101*
2．骨粗しょう症の成因による分類　*102*
3．骨粗しょう症の原因　*102*
4．骨代謝の分子メカニズム　*102*
5．骨粗しょう症の分子メカニズム　*107*
6．くる病，骨軟化症　*108*

3．5．白血病，アレルギー，疲労，老化と分子栄養学 … *110*
1．白血病　*110*
2．アレルギーとリンパ球　*111*
3．疲　労　*113*
4．老　化　*115*

第4章　分子栄養学とバイオテクノロジー

4．1．バイオテクノロジーの今 …………………………… *119*
1．遺伝子解析の進捗　*119*
2．ヒト遺伝子の解明　*119*
3．バイオテクノロジーの課題と問題点　*120*

4．2．遺伝子組み換え技術 …………………………… *121*
1．クローニング　*121*
2．遺伝子構造の解析　*126*
3．遺伝子治療　*128*
4．ポストゲノム　*128*
5．遺伝子解析に登場する生物たち　*129*
6．アンチセンス法　*132*
7．RNAi　*133*
8．バイオテクノロジーに使われる実験法　*133*

4．3．組み換え作物・食品 …………………………… *136*
1．組み換え作物・食品の今　*136*
2．組み換え作物・食品の開発　*138*
3．組み換え作物・食品の課題と問題点　*141*

索　引 ……………………………………………………………… *145*

第1章 分子栄養学の基礎

1.1. 遺伝子の構造とセントラルドグマ

1 核酸の発見

　遺伝学の発展に寄与してきたメンデルは，遺伝子を概念的に定義している。しかし，分子遺伝学は，遺伝子を「もの」として扱う領域の学問であり，ミーシャーによるヌクレインの発見に端を発している。ミーシャーは，南ドイツにおいて病院に入院している患者の包帯から膿を取り出し，白血球細胞核の成分について研究した。

　これらの成分はアルカリを加えて抽出され，酸によって沈殿する物質で，窒素とリン含量の高い物質であった。この物質は核成分から抽出されたことからヌクレインと名付けられた。これが，「核酸」の最初の発見であり，リン酸を含む酸性有機物であることから「核酸」と命名された。

メンデル
G. J. Mendel〔オーストリア〕1822～84

ミーシャー
J. Miescher〔スイス〕1844～95

2 核酸の構成成分

　核酸は，デオキシリボ核酸（DNA；deoxyribonucleic acid）と，リボ核酸（RNA；ribonucleic acid）の2つのグループに分けられる。核酸は，ヌクレオチド残基が重合した一種のポリマーであるが，モノマーであるヌクレオチド残基は，糖，塩基ならびにリン酸ジエステル結合リン酸基から構成されている。

図1.1.-1　ヌクレオチド

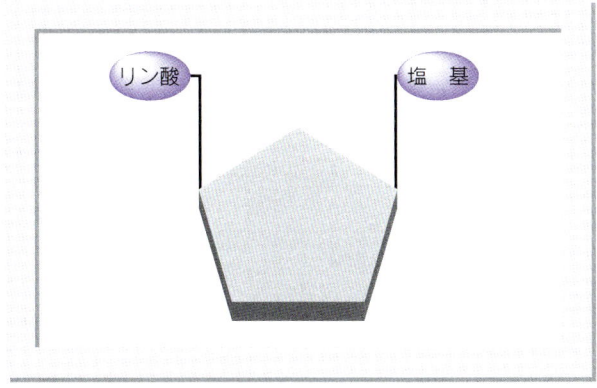

1）核酸を構成する糖

核酸を構成する糖は DNA も RNA も 5 員環（ペントース）構造をしているが，RNA はリボースという糖であるのに対して，DNA は 2 番目の炭素の位置にある水酸基から酸素原子が 1 個はずれたデオキシリボースという糖である。

ペントース
単糖類の五単糖であり，リボースとデオキシリボース以外にリブロースが知られている。六単糖には，グルコース，ガラクトース，フルクトースがある。

図1.1.-2　核酸を構成する糖

2）核酸を構成する塩基

核酸を構成する塩基は，構造の違いからプリン塩基とピリミジン塩基に分けられる。プリン塩基にはアデニン（A；adenine）およびグアニン（G；guanine）が，またピリミジン塩基にはシトシン（C；cytosine），ウラシル（U；uracil），チミン（T；thymine）がある。A, G, C の 3 種類は DNA にも RNA にも共通であるが，残りの 1 塩基は DNA では T であるのに対し，RNA では U である。

塩基は，紫外線である 260nm 付近に吸収極大を示すことから，260nm で DNA や RNA を定量することができる。

図1.1.-3　核酸を構成する塩基

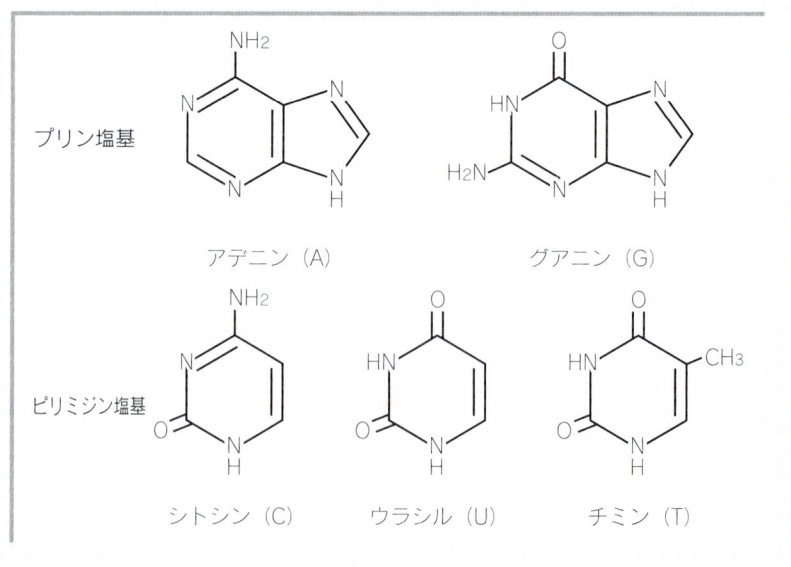

3) ヌクレオシドとヌクレオチド

糖に塩基が N-グリコシド結合したものがヌクレオシド（nucleoside）である。またヌクレオシドにリン酸がエステル結合したものをヌクレオチド（nucleotide）という。

表1.1.-1 ヌクレオシドとヌクレオチド

塩基		アデニン	グアニン	シトシン	チミン	ウラシル
ヌクレオシド		アデノシン	グアノシン	シチジン	チミジン	ウリジン
ヌクレオチド		アデニル酸	グアニル酸	シチジル酸	チミジル酸	ウリジル酸
略号	DNA	dAMP	dGMP	dCMP	dTMP	――
	RNA	AMP	GMP	CMP	――	UMP

３ DNAの二重らせん構造

細菌や動物細胞からの核酸塩基組成を分析し，プリン塩基の合計とピリミジン塩基の合計がどのような生物種においても１：１であることを明らかにしたシャルガフの実験，そして，DNAのX線回折像からDNA繊維がらせん型であることを示したフランクリンとウィルキンスの実験事実に基づいて，ワトソンとクリックは，DNAがらせん構造であることを明らかにした。ワトソン―

シャルガフ
E. Chargaff〔アメリカ〕
1905～
ワトソン
J. Watson〔アメリカ〕
1928～
クリック
F. Crick〔イギリス〕
1916～

図1.1.-4 DNAの二重らせん構造

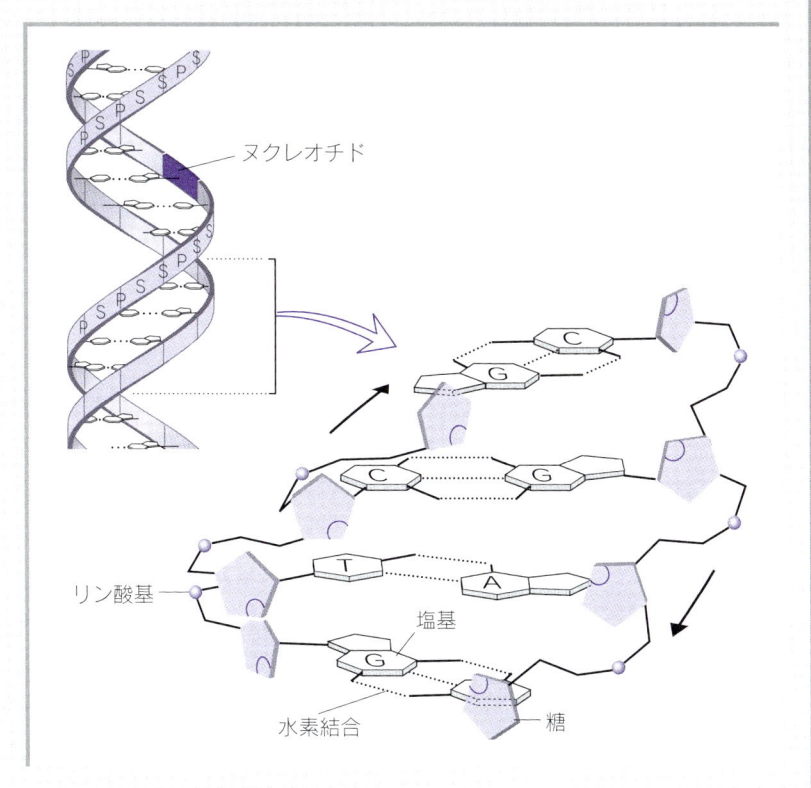

第1章 分子栄養学の基礎

クリックのモデルによると，DNAは2本のポリヌクレオチド鎖がデオキシリボースとリン酸を外側に二重らせんを形成している。また，塩基対部分はらせん構造の内側にあって，チミンとアデニンが2本ずつ，またグアニンとシトシンが3本ずつ手を出し水素結合を介して結合している（図1.1.-4）。

一般的なDNAは，右巻きのB型DNAであるが，左巻きのジグザグな形をしたZ型DNAも存在する。

水素結合
電気陰性度の高い原子どうしが水素を媒介として結合することをいう。

図1.1.-5 B-DNAとZ-DNA

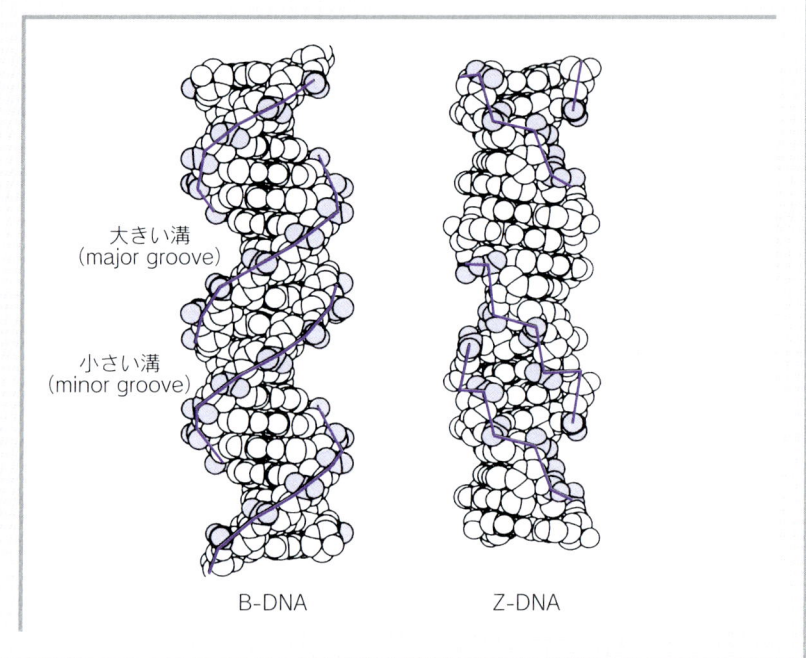

〔出典〕GENES III Benjamin Lewin, p67 より．John Wiley & Sons

1）B型DNA

一般的なDNAで，各塩基対のプリン，ピリミジン環は同一平面上に位置して積み重なる。10塩基対でらせんが1回転し，1回転分の長さは34Å，塩基間の距離が3.4Å，らせんの直径は約20Åで，2本のポリヌクレオチド鎖は，一方が5'→3'，他方が3'→5'と逆平行になっている。らせんの外側には大きい溝と小さい溝があり，軸に沿ってみると，らせんは時計方向に回る右巻きである。

2）Z型DNA

アレキサンダーリッチによって発見された左巻きDNAで，糖-リン酸骨格がジグザグの形を示すためにZ型と呼ばれる。12塩基対でらせんが1回転し，1回転分の長さは45Å，塩基間距離は3.7Å，らせんの直径は18Åで，外側には小さい溝しかない。Z型への変化はシトシンやグアニンのメチル反応で促進される。

4 DNAの変性と再生

　二本鎖DNAは，温度を上げたり，あるいは適当な溶媒（高塩濃度，アルカリ，ホルアミドなど）によって物理的に一本鎖に解離できる。これをDNAの変性という。一方，温度を上げて一本鎖に解離したDNAは，徐々に温度を下げると元の二本鎖DNAに戻る。これをDNAの再生という。

二本鎖DNAを一本鎖に変性すると紫外線吸収は増大する。これをハイパークロミシティー（深色効果）という。逆に一本鎖DNAを二本鎖に再生すると紫外線吸収は減少する。これをハイポクロミシティー（淡色効果）という。

図1.1.-6　DNAの変性と再生

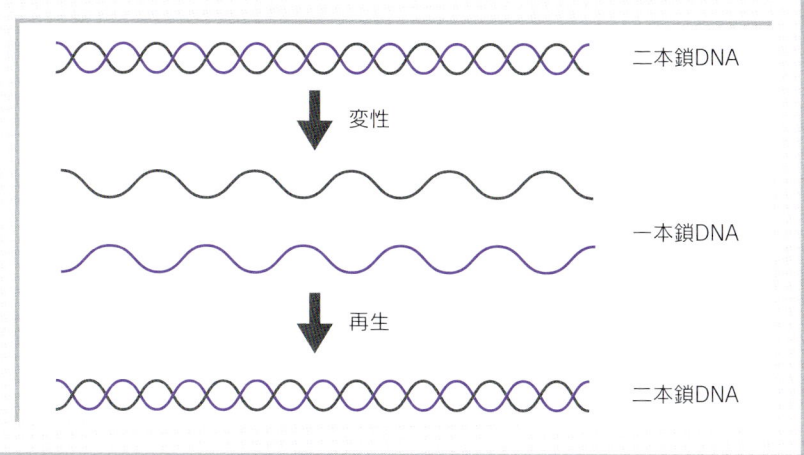

5 RNAの構造と機能

1）メッセンジャー RNA

　mRNA（messenger RNA）はタンパク質を構成するアミノ酸配列に対して，DNAからの情報を伝達する。その構造は原核細胞と真核細胞では異なっており，原核細胞ではポリシストロン性であるのに対して，真核細胞ではモノシストロン性である（図1.1.-7）。

　真核細胞のmRNAでは，5'-末端に付加されたグアニン残基がメチル化によって修飾されていること（キャップ構造），3'-末端には数十個のアデニンが付加されてポリ（A）を形成している，などの特徴がある。これらの構造的特徴は，RNAからタンパク質への翻訳の効率や，mRNAの安定性に関与していると考えられている（図1.1.-8）。

2）リボソーム RNA

　リボソームはタンパク質合成の場に必須の構造体であり，rRNA（ribosomal RNA）とタンパク質からなる大きな粒子で，大小2つのサブユニットから構成され，2個の「いす」を組み合わせた構造をしている（図1.1.-9）。

図1.1.-7　ポリシストロン性mRNAとモノシストロン性mRNA

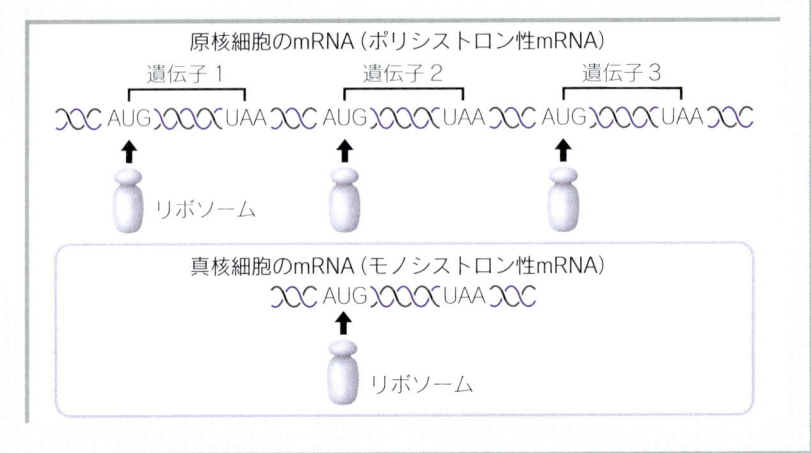

図1.1.-8　mRNAの構造

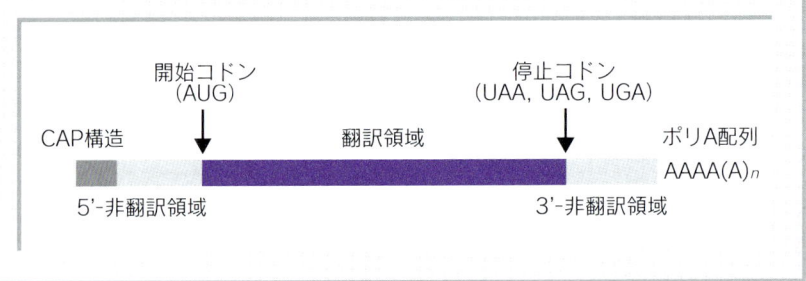

図1.1.-9　リボソームの構造

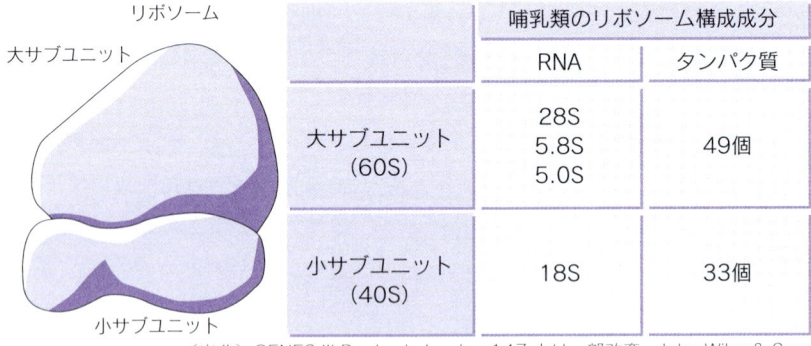

〔出典〕GENES III Benjamin Lewin p147より一部改変　John Wiley & Sons

3）トランスファーRNA

　tRNA（transfer RNA）は，およそ80個の塩基からなる小分子のRNAである。細胞内には40〜50種類のtRNAが存在し，タンパク質合成に使用されるアミノ酸を運ぶ役割をもつ。二次構造はクローバー型をしているが，先端の葉の部分が各アミノ酸の遺伝子暗号と符号できる配列をもっており，アンチコドンと呼ばれる。tRNAの3'-末端の糖部分にはCCAという塩基配列があり，アミノ

酸は末端の糖部分にアミノアシル tRNA 合成酵素によって付加され，アミノ酸の結合した tRNA はアミノアシル tRNA と呼ばれる。

図1.1.－10　tRNA の構造

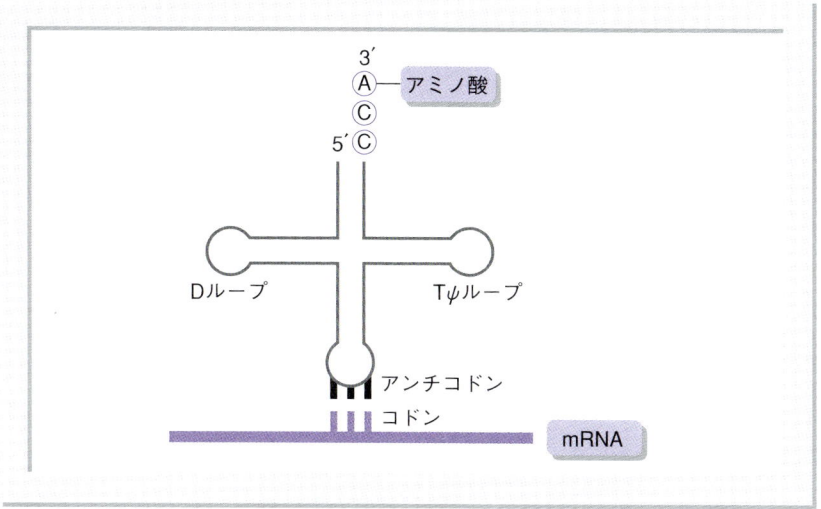

〔出典〕講談社 NEXT 生化学 73 頁より「核酸の化学」（岡　達三著）

6 遺伝情報の流れ－セントラルドグマ

　DNA の二重らせんモデルを確立したワトソンとクリックによって遺伝情報の流れを説明するためのセントラルドグマが提唱された（図１．１.-11）。

セントラルドグマ
中心命題のことである。

図1.1.－11　セントラルドグマ

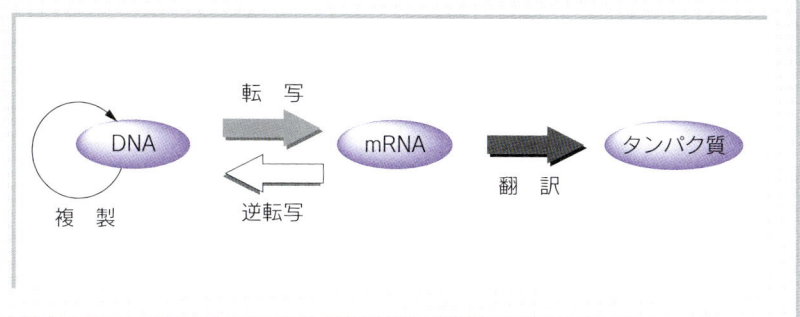

複製（replication）
転写（transcription）
逆転写（reverse-transcription）
翻訳（translation）

① 複製：親二本鎖 DNA のそれぞれの DNA に対し，相補的なヌクレオチドを合成し，親 DNA の塩基配列を写しとる。
② 転写：DNA の遺伝情報を相補的な配列をもつ mRNA に写しとる。
③ 逆転写：レトロウイルスというウイルス粒子は遺伝物質を RNA としてもち，感染すると逆転写酵素の作用でウイルス RNA から DNA へ情報を転写する。
④ 翻訳：mRNA に転写された遺伝情報にしたがってアミノ酸をつなぎ，タンパク質を合成する。

1.2. 遺伝子の発現と調節

遺伝子は，セントラルドグマによって示されたように，DNA自体の複製，DNAからRNAへの転写，RNAからタンパク質への翻訳，の3つのステップにおいてそれぞれ調節されている。

1 DNA複製の機構

DNAを複製する機構は，開始，伸長ならびに終結の3つの反応に分けられる。

1）DNA複製の開始

起点にDNAヘリカーゼが作用し，DNAの二重らせんをほどく。開始反応に関与するいくつかのタンパク質がプライモソームという複合体を形成し，次にRNAポリメラーゼがDNAを鋳型にして30塩基ほどの短いRNAをDNAにそって合成する。この短いRNAはプライマーと呼ばれ，プライマーに続いてDNA複製が開始する。

2）DNA複製の伸長

開始反応で形成されたプライマーに続いて，DNAポリメラーゼIIIによる伸長が始まる。DNAがほどかれていく進行方向と同じ方向（リーディング鎖と呼ぶ）ではDNAは連続的に合成される。一方，反対方向（ラギング鎖）ではDNAの合成は不連続である。

図1.2.-1 DNA複製の伸長

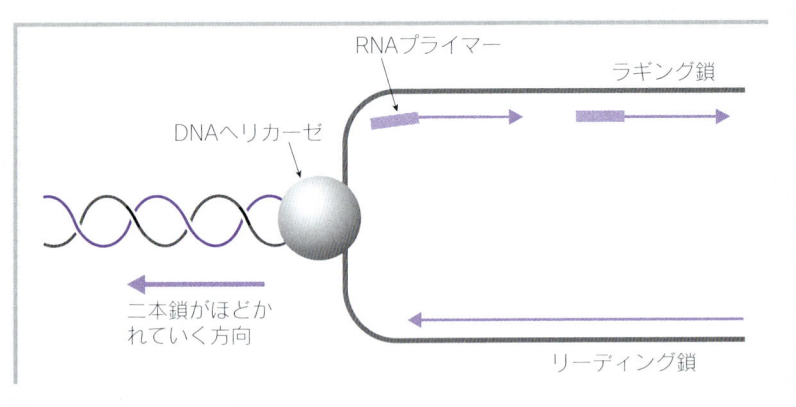

3）DNA複製の終結

DNAの複製が終結点に近づくと，DNAポリメラーゼIは，RNAプライマーを除去する。除去された部分をDNAによって埋め，DNAリガーゼという酵素が切れ目をつないで複製を完了させる。

2 転写調節機構

真核細胞の遺伝子は大きく2つの領域から構成されている。ひとつは構造遺伝子と呼ばれるDNAからRNAへ転写される領域で，アミノ酸をコードするような意味のある領域（エキソン）とアミノ酸をコードしない意味のない領域（イントロン）から構成されている。

遺伝子には読み始めと読み終わりの部分があり，RNAポリメラーゼIIによって読み始め部分から読み終わり部分まで転写される。イントロンは転写されたあと，スプライシングと呼ばれる機構によって切り捨てられ，最終的に成熟型のmRNAが形成される。

真核生物では3種類のポリメラーゼが知られている。
RNAポリメラーゼI：rRNAを合成
RNAポリメラーゼII：mRNAを合成
RNAポリメラーゼIII：tRNAを合成

図1.2.-2　真核生物遺伝子の構造とスプライシング

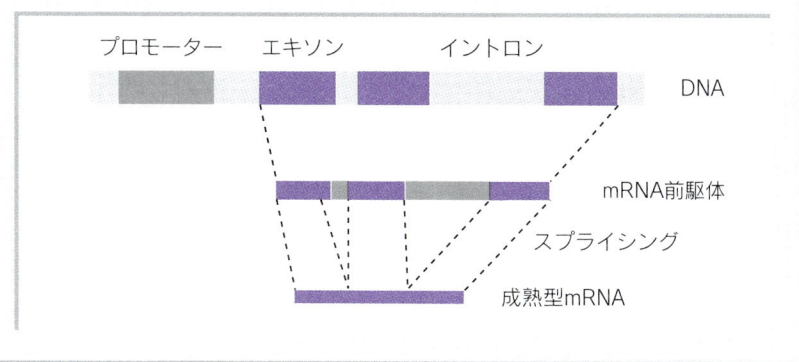

他方，構造遺伝子の上流にはプロモーターと呼ばれる領域があり，TATA Box（タタボックス）とかCCAAT Box（キャットボックス）と呼ばれる配列が存在している。TATA BoxはRNA合成を触媒するRNAポリメラーゼの結合に必要な部位で，またCCAAT Boxは転写の効率に関係している。

プロモーターが支配している転写の効率を上げたり下げたりする塩基配列は，エンハンサーとかサイレンサーと呼ばれている。

一方，これらDNA構造を認識して特異的に結合するタンパク質の存在が知られており，転写調節因子と呼ばれ，DNAに結合したり離れたりして巧みに遺伝子の発現を調節している。これまで見いだされた転写調節因子は，DNAへの結合様式から，ヘリックスターンヘリックス，ジンク（Zn）フィンガー，ロイシンジッパーに分けられる（表1.2.-1）。

第1章 分子栄養学の基礎

表1.2.-1 転写調節因子

結合様式	生物名	代表的な調節タンパク質の名称	構造上の特徴
ヘリックスターンヘリックス	大腸菌 哺乳動物	lac repressor homeo box protein	
ジンクフィンガー	酵母 両生類 哺乳動物	gal4 TFIIIA steroid receptor family, SPI, sex-determining gene	Cys-Cys zinc finger / Cys-His zinc finger
ロイシンジッパー	酵母 両生類	GCN4 C/EBP, fos, Jun, CRE binding protein, c-myc,	

❸ 翻訳調節機構

翻訳の調節機構は，開始，伸長，終結の3つの反応に分けられる。

1）真核細胞における翻訳の開始

まずリボソームの小サブユニット（40S）にメチオニン（Met；methionine）を付加したtRNA（Met-tRNA^{Met}）が結合する。この複合体は，さらにmRNAのAUGコドンの位置に結合し，さらにリボソームの60S大サブユニットが結合して，最終的に80S翻訳開始複合体を形成する。これらの過程には翻訳開始調節因子が必須である。

図1.2.-3 翻訳開始複合体の形成

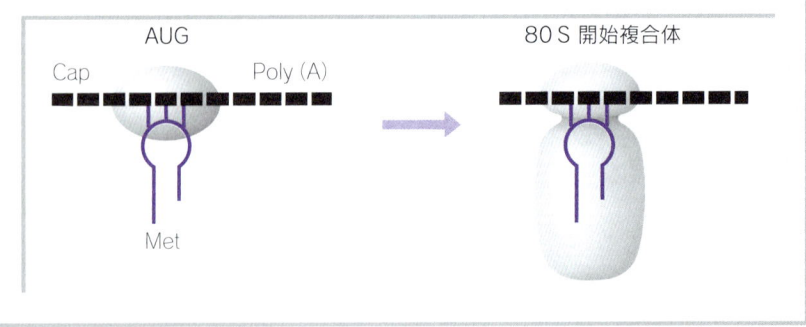

2）翻訳の伸長

リボソーム上には，アミノアシルtRNAの結合するA部位（アミノアシル部

位）と，伸長中のペプチドを付加したtRNAが結合するP部位（ペプチジル部位）が存在する。P部位に結合したtRNAはペプチジルtRNAと呼ばれる。A部位には次のコドンに相当するアミノアシルtRNAが結合する。これらの2つの部分を巧みに利用しながら2つの過程を経てペプチドの伸長が行われる。

① P部位のペプチジルtRNAに結合したペプチド基は，ペプチジルトランスフェラーゼによってA部位上のアミノアシルtRNAのアミノ基に移動してペプチド結合し，P部位にはペプチドのとれたtRNAが残る。

② P部位に残った空のtRNAがリボソーム上から離されると，新しいペプチジルtRNAはリボソームの移動によってP部位に移る（この過程をトランスローケーションと呼ぶ）。その結果，つぎのコドンがA部位にくることになり，新しいアミノアシルtRNAがA部位に結合する（図1.2.-4）。

これらの過程を繰り返すことによってペプチド鎖が伸長するが，ここでも翻訳伸長因子の関与が必須である。

伸長因子（EF；elongation factor：EF）が機能するためにはグアノシン三リン酸（GTP；guanosine triphosphate）が必要である。

図1.2.-4　翻訳の伸長

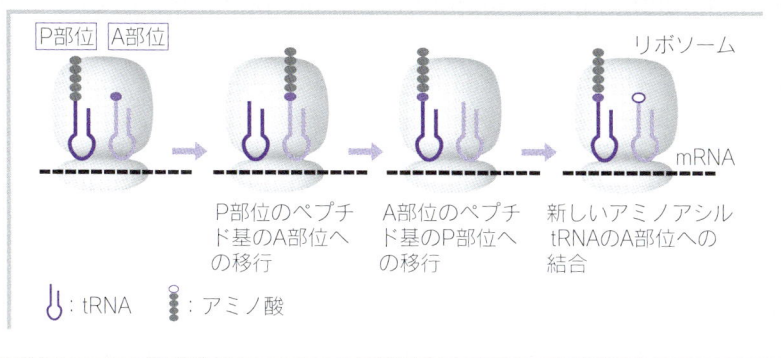

3）翻訳の終結

タンパク質合成は，mRNAの終結コドン（UAA，UAG，UGA）を識別し，完成したタンパク質とtRNAのエステル結合を加水分解して終結する。開始コドンとして使用されたメチオニンは，タンパク質が立体構造をとる前に加水分解して離される。これらの終結反応にも翻訳終結因子が関与する。

DNAチップ

DNAチップは，ガラスなどの小さな担体上に遺伝子配列由来のオリゴヌクレオチドあるいはcDNA断片を高密度に配置したもので，数千から数万の大量の遺伝子発現量を解析することができる。網羅的な遺伝子発現解析技術として脚光を浴びている。DNAチップを用いた細胞の発現プロファイルから，新たな疾患鑑別診断マーカーの同定，また疾患の予後予測などへの臨床応用が期待されている。

1.3. タンパク質の構造とはたらき

1 アミノ酸とタンパク質

タンパク質は，20種類のアミノ酸がペプチド結合によって結ばれた高分子化合物である。タンパク質の性質は，構成アミノ酸の種類と結合の順序によって異なり，これらは遺伝子のもつ情報によって決まっている。

アミノ酸は，塩基性（アミノ基）と酸性（カルボキシル基）の両方をもっているので，両性電解質と呼ばれる。またタンパク質は，アミノ酸の重合体であるから，アミノ酸と同様，両性電解質の性質を示す。

2 アミノ酸のペプチド結合

タンパク質の基本構造はペプチド結合（-CO-NH-）である。ペプチド結合は，アミノ酸のカルボキシル基と隣のアミノ酸のアミノ基の間で水1分子がとれて脱水縮合してつくられる。ペプチド結合によってアミノ酸は鎖状に連結されペプチド鎖が形成される。ペプチド鎖末端の一方にはアミノ基が，もう一方にはカルボキシル基が遊離しており，それぞれアミノ末端（N末端）およびカルボキシル末端（C末端）という（図1.3.-1）。

数個から数十個のアミノ酸がペプチド結合によって重合した比較的低分子の化合物はペプチドと呼ばれ，特に数個から数十個のアミノ酸からなるペプチドはオリゴペプチドと呼ばれる。これに対して数百個以上のアミノ酸がペプチド結合した高分子化合物をタンパク質あるいはポリペプチドと呼ぶ。

図1.3.-1 アミノ酸とタンパク質

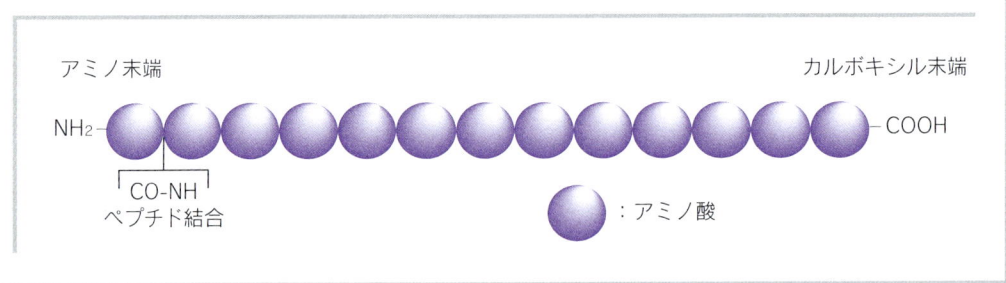

3 タンパク質の構造

1）一次構造

どのようなアミノ酸がどのような順序で結合して配列されているかというような，タンパク質におけるアミノ酸の配列順序のことであり，通常，アミノ末端のアミノ酸を1番目として順次番号をつける。

2）二次構造

水素結合によって形成される規則的な立体配列のことであり，主要なものとしてらせん構造（α-ヘリックス）とβ-構造（β-シート）がある。また，ペプチド鎖中に不規則な構造をとっている部分があり，これをランダムコイルという。

3）三次構造

三次元的に折り畳まれてできた，生物学的に活性のあるタンパク質の立体構造のことをいう。タンパク質中のポリペプチド鎖は二次構造部分と不規則な構造の部分からなっているが，その中の機能的または構造的にまとまった部分をドメインという。

> タンパク質が適切な高次構造を形成するためにはシャペロンというタンパク質の助けが必要である。

4）四次構造

2本以上のポリペプチド鎖が集まってできたタンパク質をオリゴマーと呼び，このようなタンパク質の立体構造を四次構造という。このとき，個々のポリペプチドをサブユニットあるいは単量体と呼ぶ。

図1.3.-2　タンパク質の構造

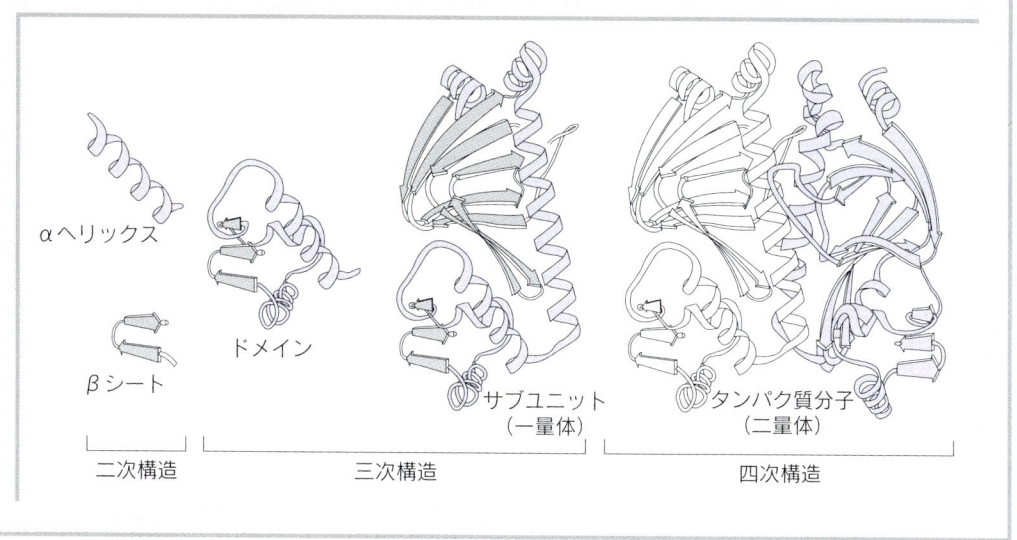

〔出典〕Molecular Biology of the Cell Second Edition, p114より．　Garland Publishing, Inc.

4 タンパク質の合成と分解

生物を構成する体タンパク質のアミノ酸配列を決定しているのは，遺伝子のもつ遺伝暗号である。すなわち，遺伝子から転写と翻訳の過程を経てタンパク質は合成される。合成されたタンパク質には寿命が存在し，タンパク質量が半分に減少するのに必要な時間をそのタンパク質の半減期と呼んでいる。すなわ

> 生体内で最も短い代謝半減期をもつタンパク質はオルニチンデカルボキシラーゼである（10分）。

ち，合成されたタンパク質は古くなると分解され，常に新しいタンパク質と入れ替わっている。このような合成と分解による調節を代謝回転（ターンオーバー）という。

図1.3.-3　タンパク質の代謝回転

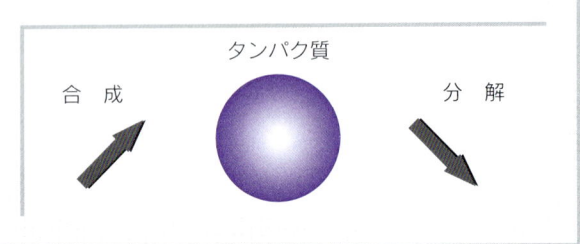

5 機能面からみたタンパク質の分類

　タンパク質は，形，構成成分，ならびに生物学的機能の違いにより分類される。形からは，ペプチド鎖が折りたたまれて三次元構造をとっている球状タンパク質と繊維状タンパク質に分類される。また，構成成分からは，単純タンパク質と複合タンパク質に分類される。複合タンパク質にはアミノ酸のほかに核酸，リン酸，脂質，色素，金属，糖などが結合している。機能面から分類されるタンパク質は表1.3.-1のとおりである。

表1.3.-1　機能面からみたタンパク質の分類

タンパク質	機能	タンパク質の例
酵素	生体内化学反応を触媒する	プロテアーゼ，ヌクレアーゼ　など
インヒビター	酵素反応を阻害する	トリプシンインヒビター　など
ホルモン	微量で生体内の代謝を調節する	成長ホルモン，インスリン　など
貯蔵タンパク質	栄養源を貯蔵する	卵アルブミン，フェリチン　など
収縮タンパク質	筋肉の収縮を調節する	アクチン，ミオシン　など
毒素タンパク質	生物の防御あるいは攻撃のための毒素	リシン，ボツリヌス毒素　など
防御タンパク質	生体防御のために機能する	免疫グロブリン　など
運搬タンパク質	物質の運搬を行う	ヘモグロビン，リポタンパク質　など
構造タンパク質	生体成分の構造に機能する	コラーゲン，ケラチン　など

> ### プロテオーム
>
> 　proteinと-omeからの造語であり，対象とする細胞や組織で発現しているタンパク質すべてを指している。プロテオームを網羅的あるいは系統的に解析する領域をプロテオーム解析とかプロテオミクスと呼ぶ。技術的には，二次元電気泳動で個々のタンパク質を分離し，質量分析器などを用いてそれぞれのタンパク質を同定することを指す。

第2章 栄養素と分子栄養学

2.1. 糖質と分子栄養学

　糖質は，われわれが生命活動を行うために必要不可欠なエネルギー源であるアデノシン5'-三リン酸（ATP；adenosine 5'- triphosphate）の主な供給源である。近年，分子生物学的な手法を用いることにより，糖質輸送，代謝に関与する新たなタンパク質が同定されただけでなく，糖質摂取により様々な遺伝子の転写活性が上昇することが明らかになった。ここでは，糖質の代謝経路とその分子機構を概説するとともに，糖質と遺伝子発現について解説する。糖質の重要な調節因子であるインスリンに関しては，第3章「3.3. 糖尿病」を参照のこと。

1 糖質の分類

　糖質は炭素（C），水素（H），酸素（O）の3元素から構成されているため，これまで炭水化物とも呼ばれてきたが，実際には窒素やリンと結合しているものもあり，現在では糖質と呼ぶ。
　糖質は，加水分解によりそれ以上分解できない最小単位である単糖類，2つの単糖が結合した二糖類，3から10の単糖類よりなる少糖類（オリゴ糖），多数の単糖が結合した多糖類に分類される。

表2.1.-1　糖質の分類

分類	例
単糖類	グルコース，フルクトース，リボース，ガラクトース，リブロース，エリトロース　エリトルロース
二糖類	ショ糖（グルコース＋フルクトース） 麦芽糖（グルコース＋グルコース） 乳糖（グルコース＋ガラクトース）
少糖類	マルトトリオース
多糖類	デンプン，セルロース

2 糖質の吸収・代謝経路

　糖質は輸液などの特別な場合を除き，食後，消化管においてグルコースなどの単糖類まで分解された後，小腸上皮より吸収され血中に入る。グルコースは

3 糖質輸送の分子機構

1）糖輸送担体種類・発現部位・はたらき

促進拡散
糖の濃度勾配に従って糖が輸送され，糖質輸送にエネルギー（ATP）を必要としない輸送。

ナトリウムイオンとの共輸送
ATPをエネルギー源として糖を細胞内にとり込む際，ナトリウムイオンも同時にとり込む輸送。

　糖質が小腸上皮より吸収される際や，血液中から細胞内にとり込まれ利用される際には，まず細胞膜を通過する糖質の輸送体が必要である。このとり込みに関与するのが糖輸送担体（GLUT; glucose transporter）と，ナトリウム依存性糖共輸送担体（SGLT; sodium glucose cotransporter）である。GLUTは促進拡散の輸送形式で糖質を輸送するもので，現在までに9種類が同定されている。SGLTはナトリウムイオンとの共輸送により糖質を輸送するもので，現在までに3種類が同定されている。表2.1.-2に糖輸送担体の種類・発現部位・機能を示した。

表2.1.-2　糖輸送担体の種類・発現部位・はたらき

糖輸送担体	発現部位	はたらき
GLUT 1	肝細胞を除く全身に分布	グルコースのとり込み
GLUT 2	肝細胞，膵β細胞，小腸上皮細胞	グルコースのとり込みおよび放出
GLUT 3	ほぼ全身の細胞に分布	グルコースのとり込み
GLUT 4	骨格筋，脂肪細胞，心筋細胞	インスリン刺激によるグルコースのとり込み
GLUT 5	小腸上皮細胞	フルクトースのとり込み
GLUT 6		GLUT3の偽遺伝子
GLUT 7	肝細胞（ミクロソーム）	肝細胞ミクロソーム内への糖輸送
GLUT 8	精巣上皮細胞	不明
GLUT 9	白血球，脳	不明
SGLT 1	小腸上皮細胞，腎近位尿細管	グルコースのとり込み
SGLT 2		
SGLT 3		

2）運動・インスリンの糖輸送担体へのはたらき

偽遺伝子（pseudogenes）
機能的な遺伝情報をコードしていない遺伝子（非機能性配列）。一見，ある機能をもつ遺伝子配列と同様に見えるが，本来存在するはずのない位置にmRNAのプロセッシングを妨げるような配列や終止コドンの存在が認められるものである。祖先遺伝子の重複や正常な遺伝子の欠陥コピーで生じる可能性がある。

　運動やインスリンは血液中のグルコースを減少させるはたらきがある。運動（筋収縮）により細胞内のATPは減少し，細胞内の，アデノシン一リン酸（AMP；adenosine monophosphate）/ATP比が上昇する。AMP/ATP比上昇によりAMPキナーゼが活性化され，GLUT4を細胞表面に移動させることでグルコースを細胞内にとり入れる。

　一方，インスリンによるGLUT4の細胞表面への移動には，異なる分子機構がはたらいている。インスリンは筋細胞の表面に存在するインスリン受容体に結合した後，インスリン受容体基質（IRS；insulin receptor substrate）のリン酸化→ホスファチジルイノシトール三リン酸キナーゼ（PI3K；phosphatidylinositol triphosphate kinase）の活性化を介し GLUT4 を細胞表面に移動させてグルコースを細胞内にとり入れる。これらのことは，糖尿病における運動療法，インスリン療法の重要性の根拠をなす。

インスリン，IRS，PI3K
3.3．糖尿病（p.90～）を参照。

図2.1.-1　運動・インスリンによる糖輸送担体移動の分子機構

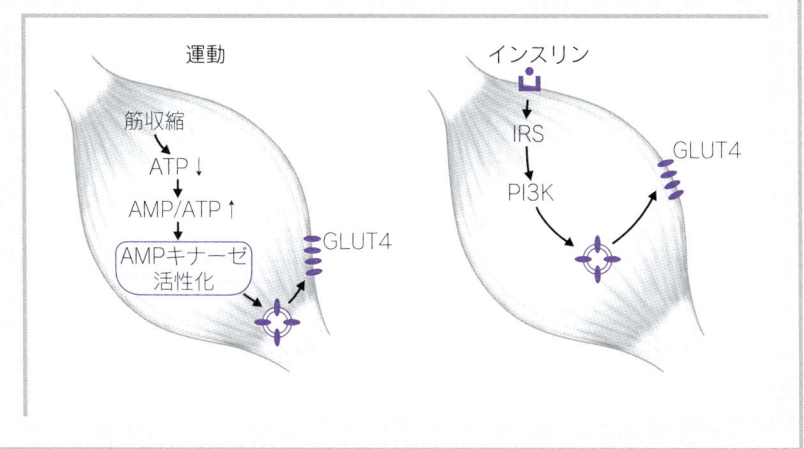

脂肪制限食で本当にやせるのか？

"やせたい"というのは現代人の最も多い願いのひとつである。この願いがなかなか現実化しないのは，"食欲"というもうひとつの欲求が存在するためであろう。体に脂肪がつくことにより，人は太っていく。それでは，その脂肪分を摂らずに糖質ばかり食べれば太りにくいのであろうか？そのような考えから脂肪分を減量した様ざまな食品が販売された。しかしながら，そのような食品を摂取しても期待されるほどの効果はなかった。脂肪細胞は糖質を中性脂肪に変換するシステムが備わっている。またそれだけでなく，過剰な糖質摂取によってインスリンが過剰分泌することで GLUT4 を脂肪細胞膜に移動し，糖質がさらに脂肪細胞に入って行きやすくしていることも要因となっているようである。現時点ではやせるための一番の近道は，適切な栄養指導による食事療法および運動療法であろう。

4　糖質代謝

糖輸送担体により細胞内にとり込まれた糖質は様ざまな形で利用される。糖質の重要な利用経路には，①解糖系，②クエン酸回路と電子伝達系，③ペントースリン酸経路，④グリコーゲン合成，がある。また，血液中の糖濃度が低下すると，⑤糖新生，や⑥グリコーゲン分解，によって生体は血液中の糖濃度をある一定以上に維持する。

糖質の利用経路
ここに記した利用経路以外にも，糖質は，脂肪酸への変換経路，非必須アミノ酸の炭素骨格としても利用される。

1）解糖系

グルコースをピルビン酸や乳酸にする基本的なエネルギー代謝系で，全細胞の細胞質に存在する。この系はグルコース1分子から2分子のATPを産生することが可能である。酸素のない状態でもATPを産生することができるため，嫌気的解糖とも呼ぶ。肝臓を例にとってみると，解糖系は10段階の酵素反応からなるが，解糖系の律速にあずかる主要酵素はグルコキナーゼ，ホスホフルクトキナーゼ，ピルビン酸キナーゼである。これらの酵素活性の調節を以下に解説する。

図2.1.-2　解糖系の主要経路

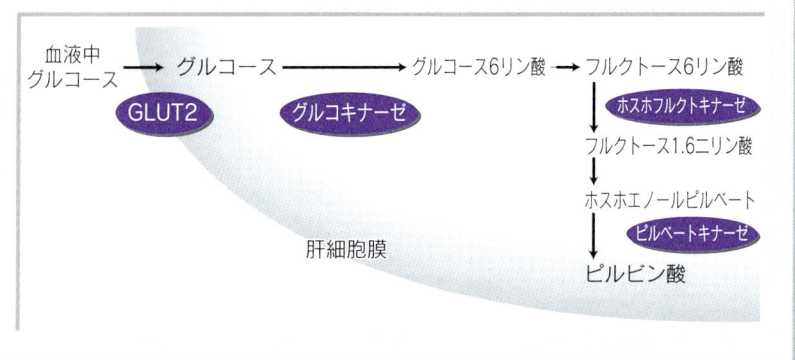

（1）グルコキナーゼ

> **グルコキナーゼ**
> グルコキナーゼの遺伝子異常は糖尿病をひき起こすことが知られている（3.3.糖尿病〔p.95～〕参照）。

グルコキナーゼ（GK；glucokinase）は血糖が低い状態では，グルコキナーゼ調節タンパク質（GKRP；glucokinase regulatory protein）と結合して，活性が低い状態で肝細胞の核内に主に存在する。血糖の上昇にともない，グルコキナーゼはGKRPと解離し，活性型となり細胞質に移動しグルコースを代謝する。

図2.1.-3　グルコキナーゼ活性調節の分子機構

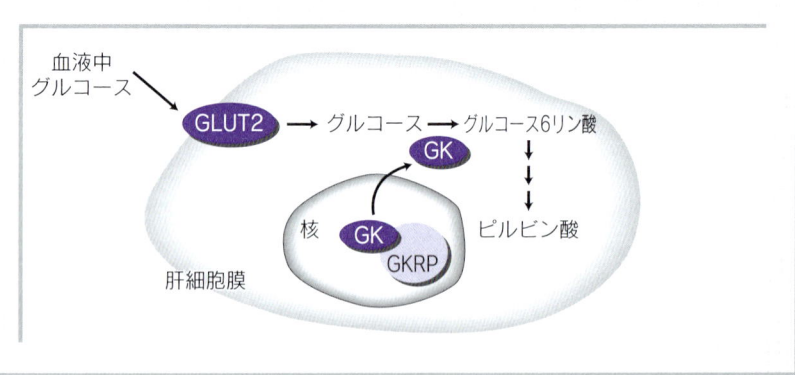

（2）ホスホフルクトキナーゼ

ホスホフルクトキナーゼの活性はフルクトース-2,6-二リン酸の濃度に依

存する。フルクトース-2,6-二リン酸はホスホフルクトキナーゼ2により合成される。グルコースの代謝産物であるキシロース-5-リン酸がプロテインホスファターゼ2Aを活性化し、ホスホフルクトキナーゼ2を脱リン酸化する。その結果、ホスホフルクトキナーゼ2の活性化が起こり、フルクトース-2,6-二リン酸は増加し、ホスホフルクトキナーゼを活性化し、グルコース代謝を亢進させる。

図2.1.-4　ホスホフルクトキナーゼ活性調節の分子機構

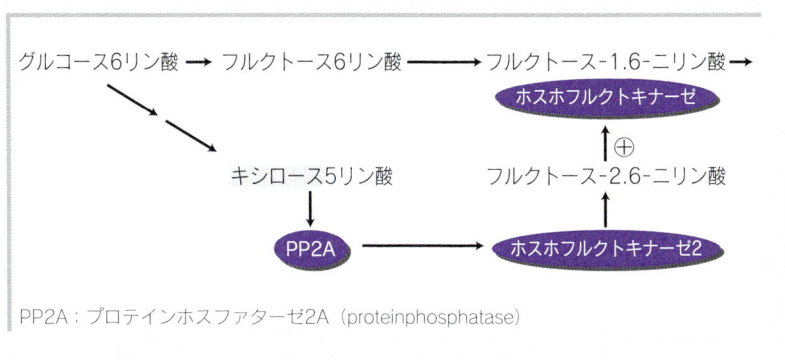

PP2A：プロテインホスファターゼ2A（proteinphosphatase）

臓器における糖質代謝のちがい

　ホスホフルクトキナーゼ2は正式名称をフルクトース6リン酸2キナーゼ／フルクトース-2,6-ビスホスファターゼという。この酵素は、2つの機能（フルクトース6リン酸にリン酸を結合させる機能と、フルクトース-2,6-二リン酸からリン酸をとる機能）をもつため、二機能性酵素とも呼ばれる。糖質代謝に臓器差が存在するのと同様に、解糖系を調節するフルクトキナーゼ2にも臓器によって機能に違いがある。これまでに肝臓、筋肉、睾丸、心筋、脳、胎盤型のアイソフォームが同定されている。なかでも、胎盤型は他のアイソフォームに比べ、100～1700倍ものフルクトース-2,6-二リン酸の産生能力をもつ。胎盤は胎児に常にエネルギーを供給する臓器であり、解糖系が他の臓器に比べ活発であるのは、理にかなった生命の適応現象である。

（3）ピルビン酸キナーゼ

　ピルビン酸キナーゼ遺伝子のプロモーター領域には、グルコース反応領域（GlRE；glucose responsive element）があり、その中に2つのE-boxが存在する。この部位に結合する転写因子には、USFs（up-stream stimulatory factors），COUP-TFII（chicken ovalbumin upstream promoter-transcription factor II），ChREBP（carbohydrate responsive element binding protein）などがある。血糖が高いと、これら転写因子群がE-boxに結合し、ピルビン酸キナーゼ遺伝子の転写活性が上昇する。

プロモーター領域
遺伝子の転写活性を調節する領域。

E-box
転写因子のうち、塩基性ヘリックス-ループ-ヘリックス（bHLH；basic helix-loop-helix）ファミリーが結合する共通配列のことをE-boxという。C-A-N-N-T-Gの6つの塩基で構成される（NはA, T, C, Gどの塩基でもありうることを意味する）。

図2.1.-5　グルコース刺激によるピルビン酸キナーゼの転写調節

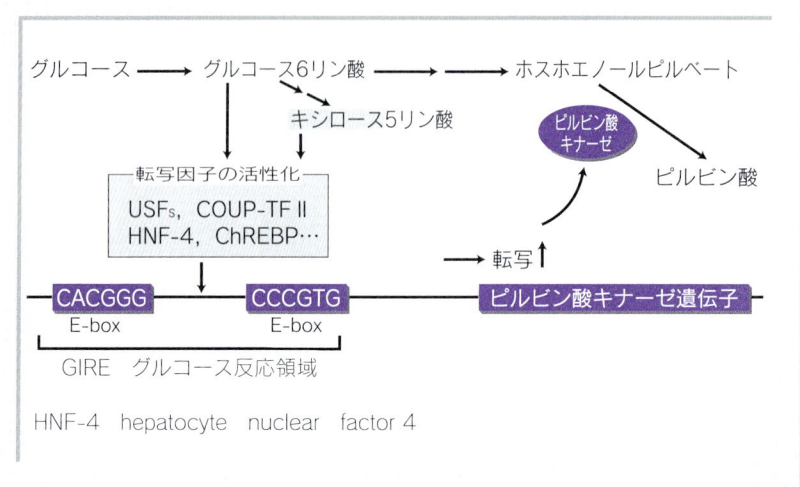

2）クエン酸回路と電子伝達系

解糖系により1分子のグルコースから2分子のピルビン酸が作られる。ピルビン酸はその後ミトコンドリア内に入り，アセチル補酵素（Co）Aに変換された後，オキサロ酢酸と縮合してクエン酸となる。その後，クエン酸は一連の反応を経て再びオキサロ酢酸となる，この経路をクエン酸回路と呼ぶ。tricarboxylic acid cycleの頭文字をとってTCAサイクルまたは，発見者の名よりKrebsサイクルとも呼ばれる。

この経路で重要な点は，クエン酸回路が一巡することで3分子のニコチンアミドアデニンジヌクレオチド（NADH；nicotinamide adenine dinucleotide）1分子の還元型フラビンアデニンジヌクレオチド（$FADH_2$；flavin adenine dinucleotide），1分子のグアノシン三リン酸（GTP；guanosine triphosphate）が生成されることである。NADHおよび$FADH_2$はその後，電子伝達系と呼ば

クエン酸回路
クエン酸回路は糖質の代謝経路だけではなく，アミノ酸や脂肪の共通の代謝経路としての存在意義ももつ。

図2.1.-6　クエン酸回路と電子伝達系

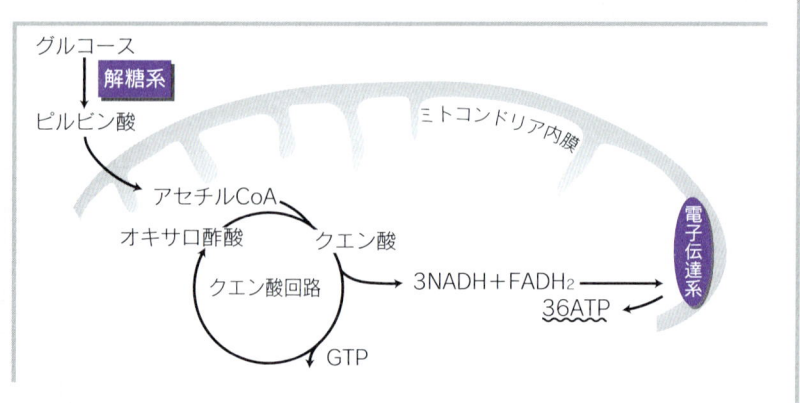

れる酸化還元反応の基質となり，大量の ATP を生成する（グルコース１分子から解糖系を含めて36分子の ATP が産生される）。GTP はそれ自身が高エネルギー化合物である。

３）ペントース・リン酸経路

グルコース６リン酸からリボース５リン酸とニコチンアミドアデニンジヌクレオチドリン酸（NADPH；nicotinamide adenine dinucleotide phosphate）を生成し，再び解糖系に戻る経路をペントース・リン酸経路という。リボース５リン酸は核酸の構成成分として，NADPH は脂質合成に，利用される。

図2.1.-7 ペントース・リン酸経路

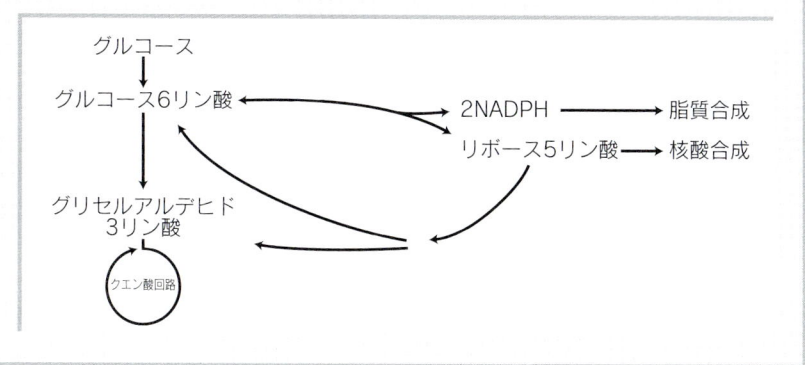

４）グリコーゲン合成

余剰に摂取された糖質を貯蔵する際，糖質はグリコーゲンの形に重合されて蓄えられる。グリコーゲンは脳を除くほとんどすべての組織で合成される。肝臓のグリコーゲンは低血糖時の血糖の供給源として，筋肉のグリコーゲンは運動時の筋収縮に必要なエネルギー源として，用いられる。

５）糖新生

糖質以外からグルコースを生成することを糖新生と呼ぶ。低血糖時には乳酸，アミノ酸，グリセロールなどから糖新生を行い，血液中にグルコースを放出する。糖新生の経路は，解糖系のほぼ逆行である。１分子のグルコースを生成するために２分子の GTP と４分子の ATP を消費する。

６）グリコーゲン分解

エネルギー源として貯蔵されたグリコーゲンは低血糖になると，加リン酸分解されグルコース-1-リン酸が１分子ずつ遊離していく。糖新生がエネルギーを必要とするのに対し，グリコーゲン分解はエネルギーを必要としない。

> **糖新生**
> 糖新生に用いられる酵素は解糖系のそれとはほぼ同じであるが，以下の４つの酵素が異なる。①ピルビン酸カルボキシラーゼ，②ホスホエノールピルビン酸カルボキシラーゼ，③フルクトース-1,6-ビスホスファターゼ，④グルコース-6-ホスファターゼ。
>
> **加リン酸分解**
> 無機リン酸の結合により，末端グルコースをグルコース-1-リン酸として，遊離させる反応。

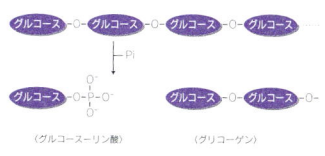

5 糖質代謝の臓器特異性

1) 糖質代謝の臓器相関

赤血球はミトコンドリアをもたないためクエン酸回路と電子伝達系が存在せず，そのため解糖系でエネルギーを産生せねばならない。その結果，多量の乳酸が発生する。この乳酸は肝臓において糖新生の経路を介し，再びグルコースとして血中に放出される。このような，臓器間の乳酸とグルコースの回路をコリ回路と呼ぶ。

2) 糖質代謝の臓器差

肝臓はグリコーゲン分解だけでなく，赤血球や筋肉から放出された乳酸をもとに糖新生を行い，グルコースを血中に放出することのできる，糖代謝の中心をなす臓器である。筋肉も同様に糖新生を行うが，血中に放出することはなく，グリコーゲンとして蓄える。

脳・神経組織はグルコースにそのエネルギー源を依存している。低血糖で意識消失が起こるのもこのためである。脂肪組織はグルコースを中性脂肪に変換し，エネルギー源として蓄える。

図2.1.-8 糖質代謝の臓器差

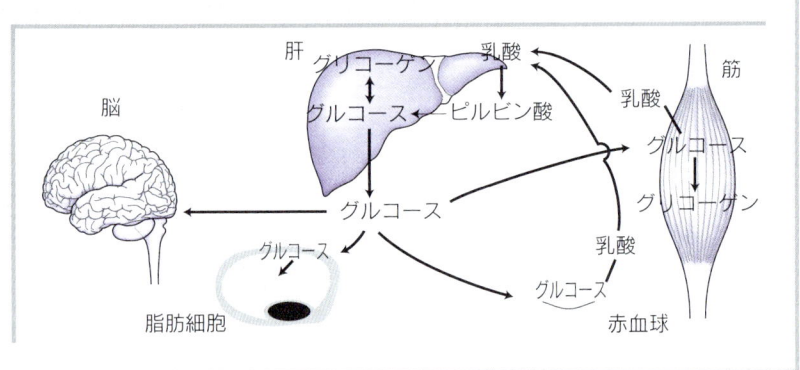

6 糖質による遺伝子発現

1) 糖質摂取と遺伝子転写活性

本節の冒頭でも触れたが，糖質摂取により，多数の遺伝子の転写活性が上昇することが知られている。今後の研究によりその数はまだ増してくると考えられるが，以下のように分類すると理解しやすい。

①解糖系，クエン酸回路，電子伝達系，ペントースリン酸経路，グリコーゲン合成経路，脂質合成経路の酵素，GLUT，インスリン

②糖新生，グリコーゲン分解経路の酵素

つまり，①は糖質を輸送，代謝する経路にはたらくタンパク質，②は糖質産

生にはたらくタンパク質である。糖質摂取により，①の遺伝子転写活性は上昇し，②の転写活性は下がると覚えると理解しやすい。表2.1.-3に糖質によって転写活性が上昇する肝細胞の遺伝子をまとめた。

表2.1.-3 糖質摂取により転写活性が上昇する遺伝子（肝細胞）

糖質系	グルコキナーゼ ホスホフルクトキナーゼ アルドラーゼ
脂肪酸合成系	ATPクエン酸リアーゼ アセチルCoAカルボキシラーゼ 脂肪酸合成酵素 グルコース6リン酸デヒドロゲナーゼ
中性脂肪合成 輸送系	グリセロール3リン酸アシルトランスフェラーゼ アポリポタンパクE_2
その他	S_{14}

(H. C. Towle, 1995. より)

2) 膵β細胞におけるインスリン遺伝子転写調節機構

膵β細胞内でのグルコース濃度が上昇すると，インスリンが分泌される。インスリンは肝臓，筋肉をはじめとした様ざまな臓器にはたらく一方で，膵β細胞自身のインスリン受容体にも結合する。その後のシグナルは IRS → PI3K を介して PDX1（pancreatic duodenum homeobox protein）をリン酸化する。

リン酸化を受けた PDX1 は核内に移行してインスリン遺伝子のプロモーター領域に結合し，インスリン遺伝子の転写を活性化させる。

図2.1.-9 インスリン遺伝子の転写活性調節機構

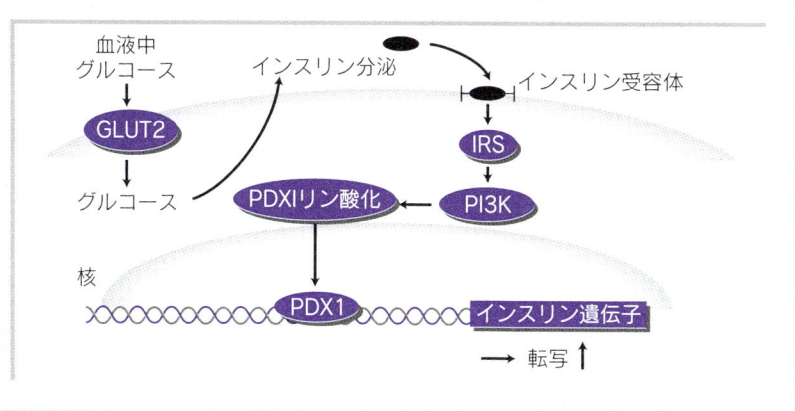

2.2. 脂質と分子栄養学

脂質は，糖質ならびにタンパク質と相補的な関係を保ちながら生体におけるエネルギー代謝において重要な役割を担っている。また，脂質は細胞膜の主な構成成分であることからも，生体にとって必須であることがわかる。

近年，脂質の過剰摂取により生活習慣病がひき起こされることが提唱され，脂質に対して間違った認識をもつ傾向にあった。しかしながら，分子生物学的な手法を用いた研究により，細胞内情報伝達における脂質の役割，脂質による遺伝子転写やタンパク質の活性調節など，脂質の新たな機能が次々に明らかにされ，必要不可欠な栄養素であると再確認されてきた。

脂質の代謝経路だけでなく，その生理活性や転写因子におよぼす影響についても解説する。

1 脂質の分類

脂質とは，水には溶けにくいが有機溶媒（ベンゼン，クロロホルムなど）に溶けやすい物質の総称である。脂質は分子内の成分から，大きく以下の3種類に分類される。

①脂肪酸とアルコールで構成されている単純脂質。
②脂肪酸とアルコールのほかにリン酸，窒素化合物や糖などを含む複合脂質。
③単純脂質や複合脂質が加水分解されてできた誘導脂質。

脂肪酸
炭化水素が結合し長い鎖状となり，一端にCOOH（カルボキシル基）がついた構造をしている。

加水分解
大きい分子を分解して小さくする場合，種々の方法が存在する。水分子が一つ加わることで分解が進むものを加水分解と呼ぶ。

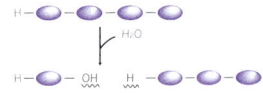

表2.2.-1　脂質の分類とその例

種類	例	
単純脂質	中性脂肪	………………
複合脂質	リン脂質	グリセロリン脂質
	糖脂質	スフィンゴ糖脂質
誘導脂質	脂肪酸	飽和脂肪酸，不飽和脂肪酸
	ステロイド	コレステロール，胆汁酸
		ステロイドホルモン，
		ビタミンD

LPL
リパーゼとは中性脂肪を脂肪酸とグリセロールに分解する酵素である。リポタンパクに存在する中性脂肪はリポタンパクリパーゼに，脂肪組織に存在する中性脂肪はホルモン感受性リパーゼに，リン脂質はホスホリパーゼによって分解される。

レムナント
残査の意味。

2 脂質の吸収・リポタンパク質代謝経路

食餌中の脂質は，胆汁や消化管リパーゼなどによる加水分解を受け，脂肪酸，2-モノグリセリド，コレステロールなどに分解された後，小腸上皮より吸収される。その後，長鎖脂肪酸はトリグリセリドに再合成されカイロミクロンを形成し，リンパ管を経て血管内に流入する。カイロミクロンにリポタンパク質リパーゼ（LPL；lipoprotein lipase）が作用し，末梢組織に脂質を供給した後，

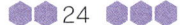

カイロミクロンレムナントは肝臓にとり込まれる。

　一方，中・短鎖脂肪酸はそのまま小腸上皮細胞より分泌され，門脈を経て肝細胞にとり込まれる。その後，中・短鎖脂肪酸は超低密度リポタンパク質（VLDL；very low-density lipoprotein）に再合成され，血液中に分泌される。VLDLもLPLのはたらきにより，末梢組織に脂質を供給する。その後，コレステロールが主成分の低密度リポタンパク質（LDL；low-density lipoprotein）となり，肝臓および肝外組織にとり込まれる。肝外組織に沈着したコレステロールは高密度リポタンパク質（HDL；high-density lipoprotein）を介したコレステロールの逆転送経路によって再び肝臓にとり込まれる。

　以上が脂質の吸収・リポタンパク質代謝経路の概略である。1）脂質輸送，2）カイロミクロン・VLDL形成，3）コレステロールの逆転送，についてその分子機構を記述する。

図2.2.-1　リポタンパク質代謝経路

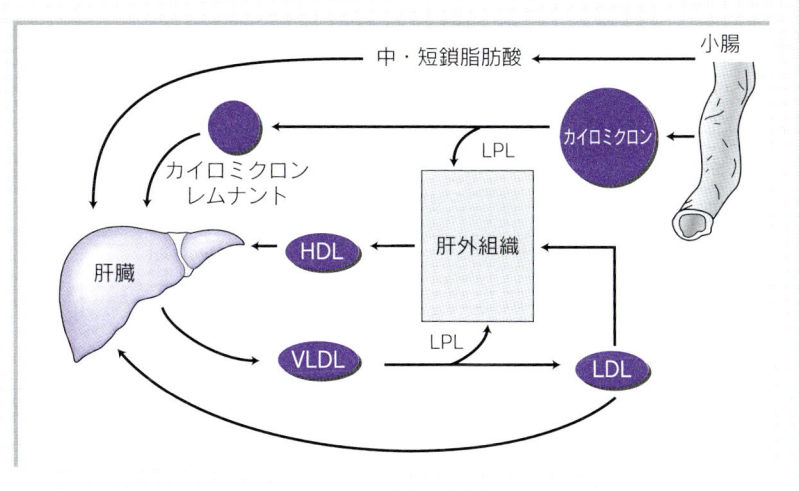

リン脂質の多様な生理活性

　リン脂質はこれまで単に細胞膜の構成成分であるという認識しかなされていなかったが，近年の分子生物学的手技の発達により驚くべき多くの生理活性作用をもつことが明らかになった。

　細胞が外的刺激を受けることにより，ホスホリパーゼCによりホスファチジルイノシトール4，5二リン酸はすぐさまイノシトール三リン酸とジアシルグリセロールの2つのセカンドメッセンジャーへと変化する。つまり，膜を構成していた脂質が外的刺激により一瞬のうちに細胞内情報伝達物質に変化するのである。このほかにも，リン脂質はタンパク質の細胞内局在決定や，発がん，老化にも関連するといわれている。

1）脂質輸送の分子機構

脂質も糖質と同様に，小腸上皮細胞，肝細胞，脂肪細胞，筋細胞などにとり込まれる際に，細胞膜を通過する輸送体が必要である。とり込みに関与するのが脂質輸送タンパク質である。現在までに，脂肪酸輸送に関与する3種類のタンパク質と，コレステロール輸送に関与する1種類のタンパク質が同定されている。

表2.2.-2　脂質輸送タンパク質の種類・発現部位・機能

輸送タンパク質	発現部位	機能
FABP	肝臓，小腸，脂肪組織，心筋	脂肪酸のとり込み
FAT	脂肪組織，心筋，骨格筋，小腸	
FATP	脳，脂肪組織，骨格筋，心筋，小腸	
SRB1	脂肪組織，肺，肝臓	コレステロールのとり込み

FABP ：fatty acid binding protein
FAT ：fatty acid trans lipase
FATP ：fatty acid transport protein
SRB1 ：scavenger receptor class B type1

2）カイロミクロン・VLDL形成の分子機構

小腸上皮細胞にとり込まれた長鎖脂肪酸はトリグリセリドに再合成された後，アポリポタンパクB48と複合体を形成し，カイロミクロンとなり小腸上皮細胞から分泌される。また，肝細胞内にとり込まれた遊離脂肪酸もトリグリセリドに変換され，アポリポタンパクB100と複合体を形成した後，VLDLとして肝臓から分泌される。

小腸上皮細胞および肝細胞においてトリグリセリドとアポタンパクBとの複合体形成を調節するのが，ミクロソームトリグリセリド輸送タンパク質（MTP；microsomal triglyceride transfer protein）である。MTPは主に小腸と肝臓において発現しており，トリグリセリドを粗面小胞体内腔に輸送することでリポタンパクBとの複合体を形成させる。

3）コレステロールの逆転送

LDLはコレステロールが主な構成脂質であるため，肝外組織でLDLがとり込まれると，コレステロールが組織に蓄積することになる。コレステロールが過剰に蓄積するとABCA1（ATP-binding cassette transporter-1）のはたらきによりコレステロールは細胞外に排泄される。血液中のアポリポタンパクAはコレステロールと結合しHDLを形成する。HDLは直接肝臓にとり込まれるか，コレステロールエステル輸送タンパク質（CETP；cholesterol ester transfer protein）によりコレステロールをLDLに渡し，肝臓にとり込まれる。

アポリポタンパク
脂質は水に不溶であるため，血液中を中性脂肪やコレステロールが移動するためには周りをリン脂質やタンパク質に取り囲まなくてはならない。この脂質輸送を担うタンパク質がアポリポタンパクである。

粗面小胞体
転移RNAの情報をもとにタンパク質（主に分泌タンパクと膜タンパク）を生合成する細胞内小器官。

2.2. 脂質と分子栄養学

図2.2.-2　カイロミクロン・VLDL形成の分子機構

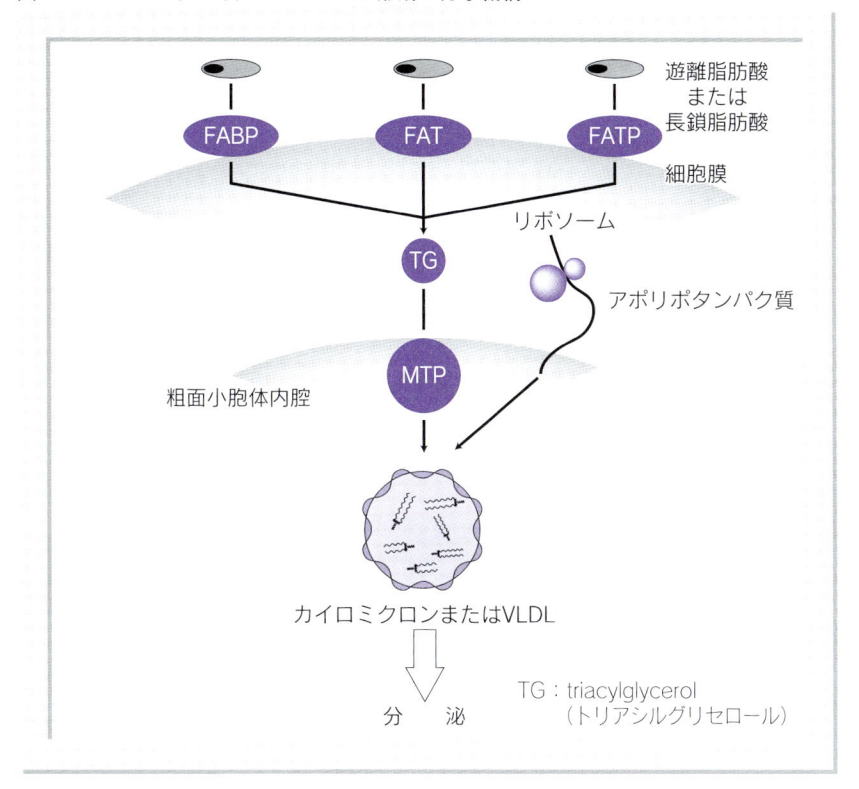

図2.2.-3　コレステロールの逆転送

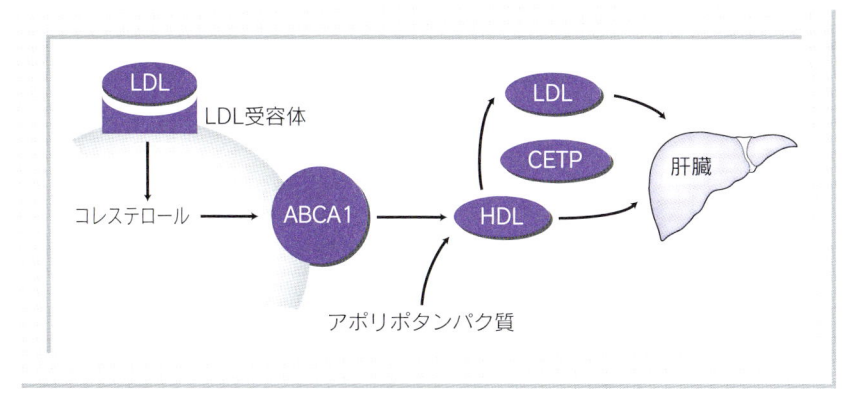

4）脂質輸送・代謝の分子機構

　脂質輸送・代謝および脂肪酸酸化調節において，中心的役割を担うのがペルオキシゾーム増殖剤活性化受容体（PPAR；peroxisome proliferator-activated receptor）αである。PPARαは核内受容体であるため，そのリガンドは細胞膜，核膜を通過できる脂溶性物質でなくてはならない。食餌より摂取される代表的なリガンドとして，不飽和脂肪酸（リノレン酸，エイコサペンタエン酸な

PPARα
PPARαの活性化機構はPPARγの活性化機構と類似している。3.3.糖尿病の項（p.98）参照。

リガンド
標的とするタンパク質などに結合し作用を発揮させる物質。

RXR
レチノイン酸をリガンドとする核内受容体。PPARファミリーと二量体を形成し，標的遺伝子の転写を活性化する。

ど）がある。これらのリガンドがPPARαにに結合するとレチノイン酸受容体（RXR；retinoid X receptor）と二量体を形成する。その後，それまでPPARαの活性を抑制していた抑制タンパク質が解離し，活性化タンパク質が結合することで標的遺伝子の転写を活性化する。

代表的な抑制タンパクにはN-CoR（nuclear receptor corepressor），SMRT（silencing mediator for retinoid and thyroid hormone receptors）が，活性化タンパクにはCBP（cAMP-response element-binding protein-binding protein），SRC‐1（steroid receptor coactivator‐1），PGC‐1（PPARγ coactivator‐1）がある。

表2.2.‐3　PPARαにより転写調節を受ける遺伝子

遺伝子名	機　能
脂肪酸トランスロカーゼ	脂肪酸とり込み
脂肪酸輸送タンパク質	脂肪酸とり込み
脂肪酸結合タンパク質	脂肪酸輸送
アシルCoA合成酵素	脂肪酸活性化
カルニチンパルミトイルトランスフェラーゼ	脂肪酸分解
中鎖アシルCoAデヒドロゲナーゼ	ミトコンドリアβ酸化
ミクロソームトリグリセリド輸送タンパク質（MTP）	トリグリセリド分泌
アポタンパク質A‐Ⅰ，A‐Ⅱ，C‐Ⅲ	血中での脂質輸送
リポプロテインリパーゼ	トリグリセリドの水解吸収

不飽和脂肪酸の作用

　グリーンランドの人びとはアメリカ合衆国の人びとと比べ，心筋梗塞などの血栓性疾患が極端に少ない。その理由として，グリーンランドの人びとは魚肉を主食としており，その中に豊富に含まれる不飽和脂肪酸のエイコサペンタエン酸を多量に摂取しているからであると考えられる。エイコサペンタエン酸には血小板凝集抑制作用，血清脂質の低下作用，動脈の進展性保持作用などがあり，これらの作用により血栓性疾患が予防されている。それゆえに現在ではエイコサペンタエン酸は医薬品，サプリメントなどいたるところで見受けられる。それでは，エイコサペンタエン酸は摂りすぎても大丈夫なのであろうか？エイコサペンタエン酸は脂質であり，食べ過ぎはエネルギー過剰を招き，太る可能性がある。また，エイコサペンタエン酸の作用のひとつである血小板凝集抑制作用があまりにも強すぎると出血がなかなか止まらないということになりかねない。事実，グリーンランドの人びとには出血性疾患の頻度が高い。体に良いからといって食べ過ぎは禁物である。

2.2. 脂質と分子栄養学

❸ 脂肪酸の代謝と調節機構

1）脂肪酸のβ酸化

リポタンパク質輸送によって末梢細胞内にとり込まれた脂肪酸は，ミトコンドリア内に移行し酸化される。酸化がβ位で起こるものをβ酸化といい，その結果アセチルCoAが生成され，クエン酸サイクルに入り，アデノシン5'-三リン酸（ATP；adenosine 5'-triphosphate）を産生する。

図2.2.-4　β酸化

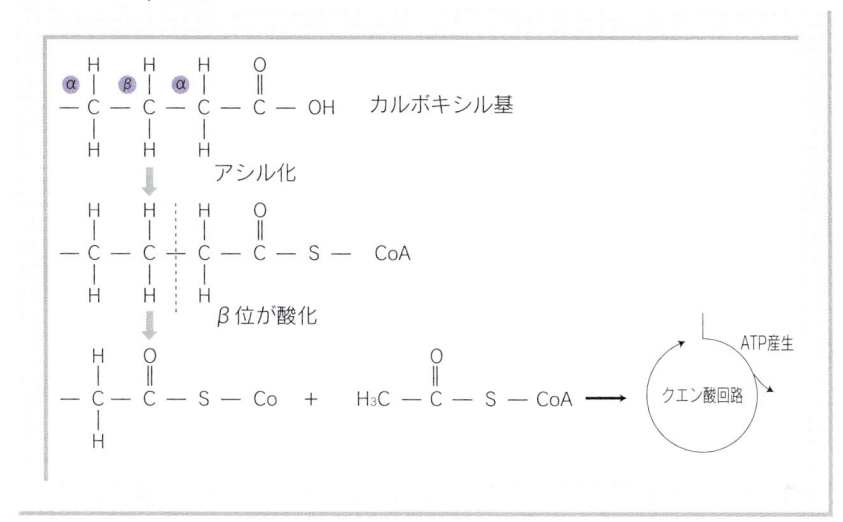

β位
脂肪酸のカルボキシル基からかぞえて，2番目の炭素原子がβ位と呼ばれる。β位の炭素が酸化され，カルボキシル基と一番目の炭素原子が分解される反応をβ酸化とよぶ。

2）脂肪酸の合成

重要なエネルギー源である脂肪酸は，食餌による摂取以外に生体内でも生成することが可能である（必須脂肪酸を除いて）。

過剰なグルコースやアミノ酸は肝臓でアセチルCoAに変換された後，マロニルCoAを経て，脂肪酸に合成される。つまり，余剰な糖質やタンパク質は体内にエネルギー源として貯蔵される際，脂質に姿を変えるのである。

糖質やタンパク質の燃焼によるエネルギー放出（4 kcal/g）よりも脂肪酸燃焼によるエネルギー放出（9 kcal/g）のほうが高く，脂質として保存したほうがスペースを必要としないためであろう。

3）脂肪酸合成の調節因子

過剰に摂取された糖質やタンパク質を脂質に変換する際には，種々の酵素反応が介在するが，これらの調節に中心的役割を担うのがSREBP（sterol regulatory element binding protein）である。SREBPはSREBP-1とSREBP-2の2つのアイソフォームをもつ。

SREBP-1は主として脂肪酸代謝関連遺伝子の，SREBP-2はコレステロー

アイソフォーム
同様のもしくは似たはたらきをするタンパク質であるが，そのタンパク質をコードする遺伝子は異なるもの。

第2章　栄養素と分子栄養学

ル代謝関連遺伝子の転写調節を行う。グルコースやインスリンによってSREBP-1の発現が増加する。その後，SREBP-1はリポジェニック酵素遺伝子の5'上流転写調節に存在するSRE（sterol regulatory element）もしくはE-boxに結合し，標的遺伝子であるリポジェニック酵素遺伝子の転写活性を上昇させる。

リポジェニック酵素
脂肪酸，トリグリセリド合成に関与する酵素やNADPHの供給に関与する酵素群の名称。E-box p.19注参照。

表2.2.-4　SREBP-1により転写を受けるリポジェニック遺伝子

脂肪酸合成	ATPクエン酸リアーゼ
	アセチルCoAカルボキシラーゼ
	脂肪酸合成酵素
不飽和脂肪酸合成	ステアロイルCoAデサチュラーゼ1
	ステアロイルCoAデサチュラーゼ2
トリグリセリド合成	グリセロ-3-リン酸アシルトランスフェラーゼ
NADPH合成	リンゴ酸酵素
	グルコース-6-リン酸脱水素酵素

(R. W. Mahley, Z-S. Ji, 1999より)

図2.2.-5　SREBP-1による脂肪酸代謝の調節機構

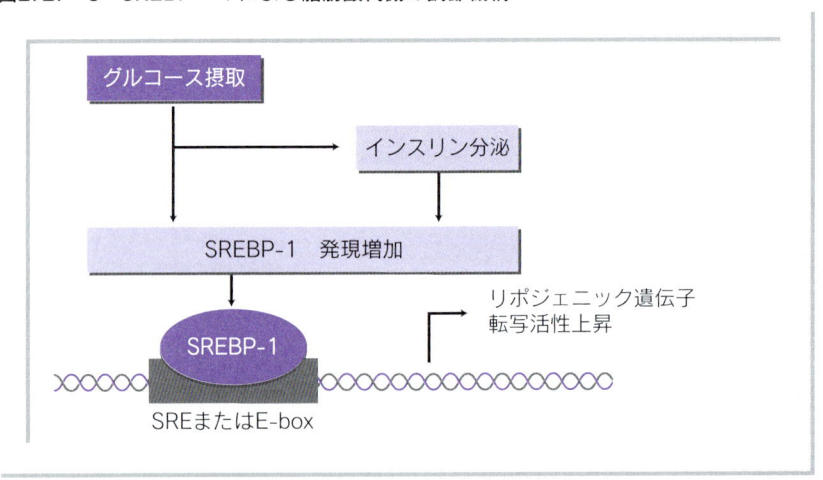

不飽和脂肪酸
炭素（C）は4本の手で他の元素と結合することができる。飽和脂肪酸の場合，炭素は隣の炭素との結合に1本の手を使い，残りの3本が水素と結合している。不飽和脂肪酸の場合，隣の炭素と結合するのに2本の手を使うため，残りの2本が水素と結合（二重結合）することになる。1つの脂肪酸のなかに2つ以上の二重結合が存在するものを多価不飽和脂肪酸とよぶ。

4）不飽和脂肪酸の合成とその生理活性作用

脂肪酸は炭化水素の末端にカルボキシル基をもつ構造をとるが，炭素鎖が水素で飽和されているものを飽和脂肪酸，水素結合で飽和されず，二重結合（-CH=CH-）をもつものを不飽和脂肪酸，と分類する。

不飽和脂肪酸は肝臓の小胞体で作られるが，リノール酸（n-6系多価不飽和脂肪酸），リノレン酸（n-3系多価不飽和脂肪酸），アラキドン酸は合成できず（必須脂肪酸），食物から摂取しなくてはならない。

脂質代謝と関連の深い肥満の発症には，脂肪の摂取量だけでなく脂肪の質（脂肪酸組成）が大きく関与している。飽和脂肪酸を含むパーム油や牛脂は体

重増加が著しく，肥満を発症するのに比べ，n-3系多価不飽和脂肪酸を含む魚油では，肥満の発症が少ない。

魚油に含まれる不飽和脂肪酸は肝臓のPPARαを活性化し，標的遺伝子であるリポジェニック酵素の発現を増強させ脂質代謝を亢進する。さらに，熱産生タンパク質である脱共役タンパク質（UCP；uncoupling protein）の発現を増強させることで，エネルギーを熱として放散する。また，魚油は肝臓のSREBP-1の発現量を低下させ，脂肪合成系酵素の発現を低下させ，脂肪合成を低下させる。

UCP
ミトコンドリア膜に存在するタンパク質。エネルギーをATPではなく熱に変換する役割をもつ。

リノール酸やリノレン酸はエイコサノイドと呼ばれる生理活性物質の原料となる。エイコサノイドは循環器系，呼吸器系，神経系，免疫炎症などの細胞機能に大きく関与している。上記の理由により，n-3系多価不飽和脂肪酸を多く摂取するのが栄養学的には好ましい。

図2.2.-6 不飽和脂肪酸の生理活性作用

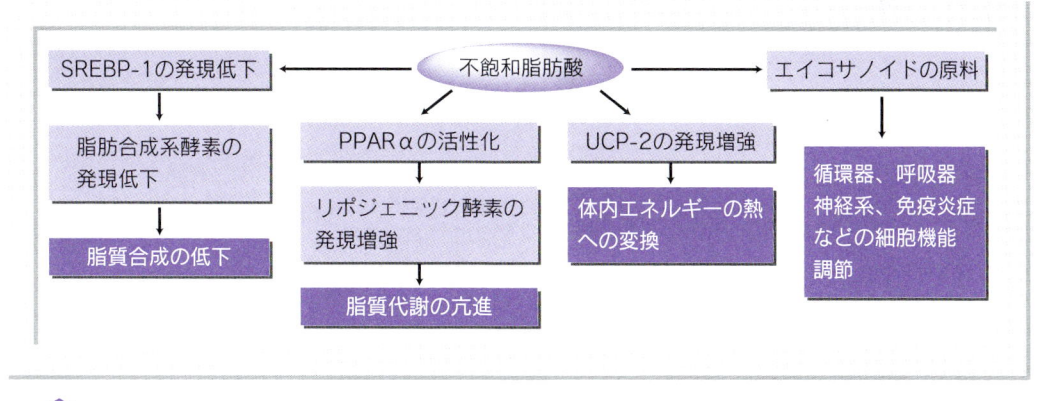

4 コレステロールの合成・代謝

1）コレステロールの合成ととり込み

コレステロールは生体膜成分としてはたらくだけでなく，副腎や卵巣ではステロイドホルモンの原料として，肝臓では胆汁酸の原料として必要不可欠な脂質である。

コレステロールはアセチルCoAを原料として，20数回の酵素反応を経て合成される。コレステロールの合成速度を決定する反応はHMG-CoA還元酵素によって触媒される反応で，ヒドロキシメチルグルタリルCoA（HMG-CoA；hydroxymethylglutalyl CoA）からメバロン酸を合成する。

細胞はコレステロールを合成するだけでなく，前述したようにLDL受容体を介してLDLを細胞内にとり込むことでコレステロールを獲得する。細胞内でコレステロールが過剰になるとHMG-CoA還元酵素が阻害される（フィードバック調節）。

図2.2.-7　コレステロールによるフィードバック調節

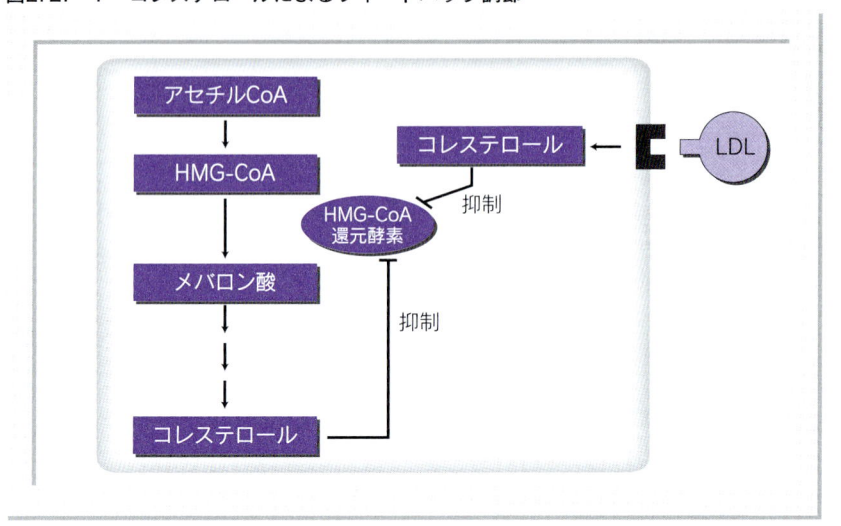

2）コレステロールの利用

　コレステロールは肝臓において胆汁酸に変換される。この際，コレステロール-7α-ヒドロキシラーゼが胆汁酸生成の速度を決定している。分泌された胆汁酸は十二指腸より分泌され，脂肪や脂溶性ビタミンの吸収にはたらく。胆汁酸のほとんどは回腸末端より能動的に再吸収され，門脈を経て再び肝臓に戻る（腸肝循環）。

図2.2.-8　腸肝循環

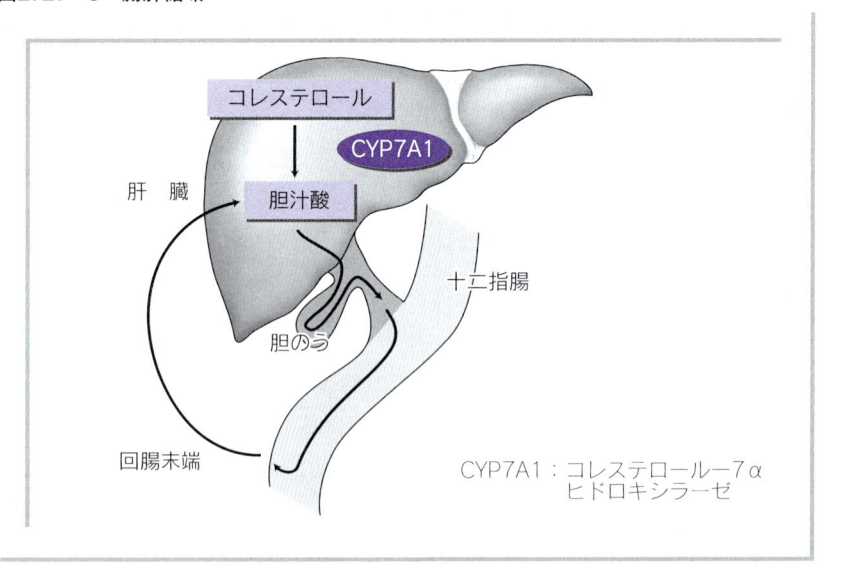

CYP7A1：コレステロール-7α-ヒドロキシラーゼ

3) コレステロール代謝調節因子

(1) SREBP-2

SREBP-1が脂肪酸代謝の調節因子であるのに対し，SREBP-2はコレステロール代謝の調節因子である。SREBP-2は小胞体膜上でSCAP（SREBP cleavage activating protein）と結合しているが，細胞内のコレステロールが不足すると，N末端部が遊離され，importinにより核に移行する（活性型SREBP-2）。

核内ではSRE配列に結合し，様ざまなコレステロール代謝関連遺伝子の転写を調節する。表2.2.-5にSREBP-2により転写活性調節を受ける遺伝子を示した。数多くの遺伝子がSREBP-2による調節を受けているが，細胞内のコレステロールを増加させる方向にはたらくものは転写が活性化され，コレステロールを低下させる方向にはたらくものは転写が抑制されると覚えると理解しやすい。

importin
核内にタンパク質を運ぶ輸送タンパク質。この場合に，SREBP-2はimportinによって核に移行する。

図2.2.-9　SREBP-2の活性化・核内輸送機構

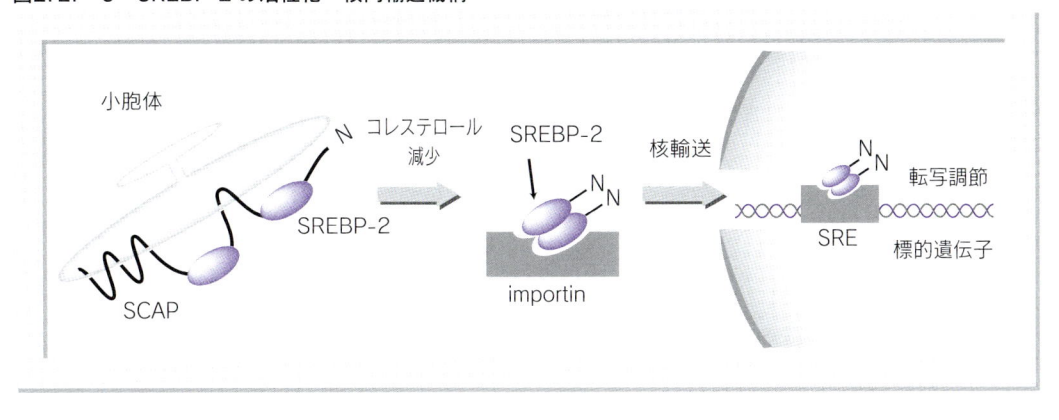

表2.2.-5　SREBP-2により転写調節を受ける遺伝子

- HMG-CoA合成酵素
- HMG-CoA還元酵素
- ファルネシルピロリン酸合成酵素
- スクアレン合成酵素
- LDL受容体
- MTP※

※MTPはSREBPにより転写活性が抑制を受ける。

(2) LXRとFXR

LXR（liver X receptor），FXR（farnesoid X receptor）ともに胆汁酸生成に関与する核内受容体である。コレステロールの代謝産物であるオキシステロールは，LXRに結合することでコレステロール-7α-ヒドロキシラーゼの転写を

活性化し，胆汁酸生成を亢進させる。

一方，FXRは胆汁酸と結合することによりコレステロール-7α-ヒドロキシラーゼの転写を抑制する。さらに，腸管内に流れた胆汁酸は回腸末端に存在するFXRを介し，I-BABP（回腸胆汁酸トランスポーター）の転写を活性化し，胆汁酸再吸収を促進する。

図2.2.-10 LXRとFXRによる胆汁酸代謝調節機構

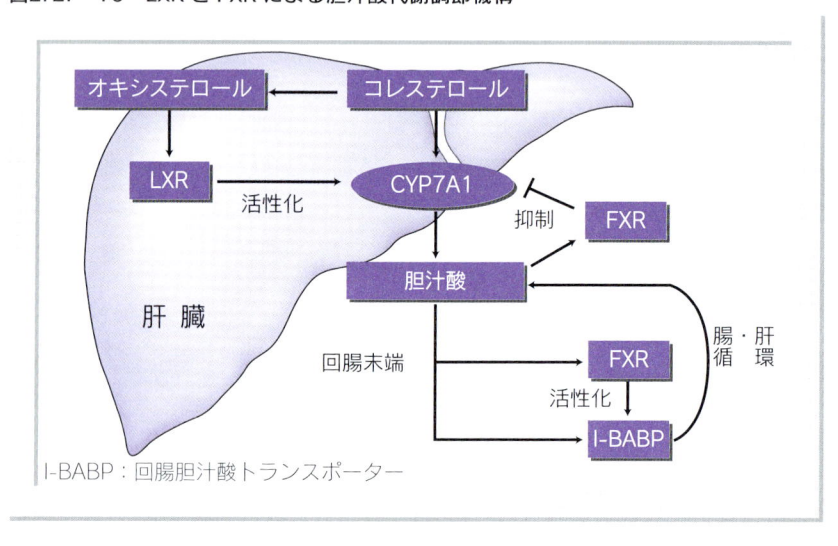

2.3. アミノ酸と分子栄養学

　食餌により体内にとり込まれたタンパク質は，消化器官から分泌される各種のタンパク質分解酵素によって消化され，その基本的構成単位であるアミノ酸にまで分解された後，小腸粘膜を介して吸収され，門脈を経由して肝臓に運ばれる。この外因性のアミノ酸とは別に，体内では代謝中間体を利用してアミノ酸が合成される。これらの外因性および内因性アミノ酸は区別されることなくすべて各種の体タンパク質の合成に使われる。これらの合成と分解がバランスを保ちながら常に進行しており，動的平衡状態を保っている。アミノ酸プールはこの動的状態にある生体内の窒素代謝の中心と考えることができる（図2.3.-1）。

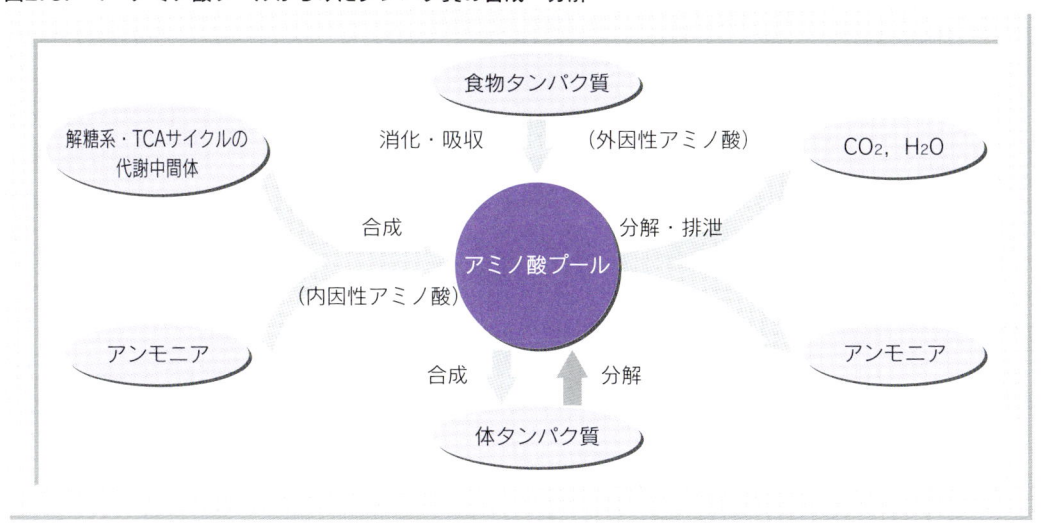

図2.3.-1　アミノ酸プールからみたタンパク質の合成・分解

　外因性アミノ酸と内因性アミノ酸がともにアミノ酸プールを形成し，これらのアミノ酸が遺伝情報に基づいた体タンパク質，その他の窒素化合物の合成やエネルギー産生のために分解されたりする。

　最近になって，このようなアミノ酸やタンパク質が標的遺伝子発現の調節機構に関与していることが明らかになってきた。アミノ酸やタンパク質によって標的遺伝子の発現量が変動する場合，これらの栄養状態が改善されると発現量が増加するタイプと，逆に欠乏するときに発現量が増加するタイプとがある。

　前者としては，アルブミンセリンデヒドラターゼ（EC；enzyme code〔酵素記号〕）-4.2.1.13，インスリン様成長因子-Ⅰ（IGF；insulin-like growth factor）-Ⅰなどがあり[1),2)]，後者としてはリボソームタンパク質L17，アスパ

図2.3.-2　アミノ酸，タンパク質による遺伝子発現調節

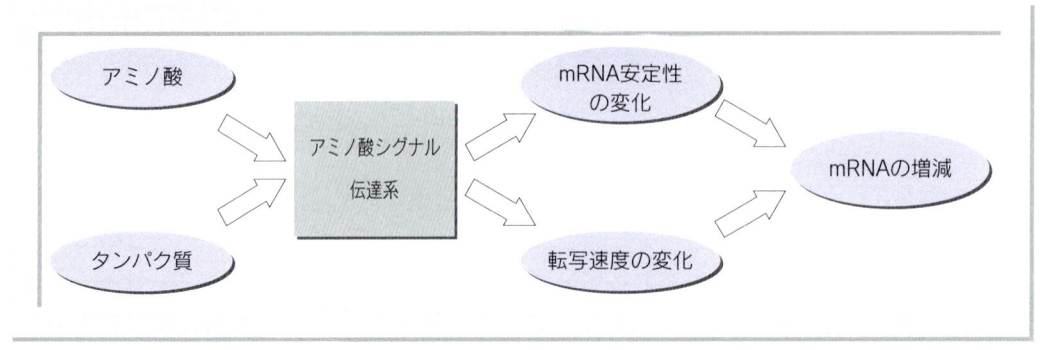

ラギンシンセターゼ（EC 6.3.1.1），陽イオン性アミノ酸輸送体（Cat；cationic amino acid transporter）-1などがある[3),4),5)]。これらはアミノ酸シグナル伝達を介した調節タンパク質の増減により標的遺伝子発現の調節を行っていると考えられている（図2.3.-2）。

1 アルブミン遺伝子発現の調節

血清中の主要なタンパク質であるアルブミンは，肝臓において特異的な遺伝子発現をしている。アルブミン遺伝子の発現は，絶食による影響を受けないが，食餌中のタンパク質レベルや必須アミノ酸によって調節される。また成長と正の相関関係を示し，カロリー摂取量の違いによっても発現量が変化することが認められている。

25％カゼイン食に比べ，無タンパク質食のラットにおける肝臓中のアルブミンmRNA（messenger RNA）量は，40％ほどまで低下する。この無タンパク質食に制限アミノ酸であるメチオニンとスレオニンを添加すると，mRNA量の低下が有意に抑制されることが認められた。また，メチオニンをシスチンに

図2.3.-3　アミノ酸補充によるアルブミンmRNA量の変動

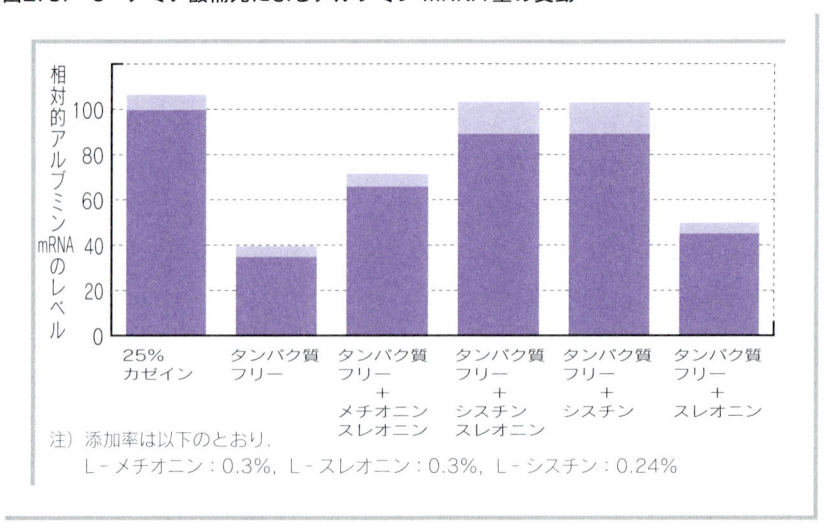

注）添加率は以下のとおり．
　　L-メチオニン：0.3％，L-スレオニン：0.3％，L-シスチン：0.24％

置換するとアルブミンmRNA量の低下に対してもっと強い抑制が起こることがわかった（図2.3.-3）。

このシスチンとスレオニンによるアルブミンmRNA発現の調節は転写レベルで制御されており，さらに，このmRNA量の低下抑制効果はシスチンに特異的であり，スレオニンには認められないことがわかった[6]。

無タンパク質食にシスチンをわずかに0.24％添加することで充分量のタンパク食とほぼ同レベルのアルブミンmRNA量を維持することができた。シスチンはメチオニンと同じ含硫アミノ酸であるが，非必須アミノ酸に分類され，栄養学的にはメチオニンに代替はできないとされるが，アルブミン遺伝子発現に対しては必須のアミノ酸として機能していることがわかる。

10％分離大豆タンパク食では，メチオニンが制限アミノ酸となることが知られているが，この場合も，メチオニンをシスチンに代替することによってアルブミンmRNA量の低下抑制効果が認められ，標的遺伝子の発現には必須アミノ酸として機能していることが認められた[7]。

また，20％分離大豆タンパク食では体重の増加に対してメチオニンの添加効果が認められなくなることが知られているが，このとき，アルブミンmRNA量においては顕著な増加が認められている。さらにアミノ酸栄養が改善されることにより遺伝子の発現量が変動するIGF-ⅠのmRNAにおいては，シスチンは必須アミノ酸として機能していないことが認められた。

これらのことから，シスチンはアルブミン遺伝子発現の調節因子のひとつとして中心的役割を演じていると考えられる。

2 リボソームタンパク質L17遺伝子発現の調節

リボソームタンパク質L17mRNAは，リボソーム60Sサブユニットを構成し

図2.3.-4 アミノ酸欠乏によるリボソームタンパク質L17のmRNA量の変動

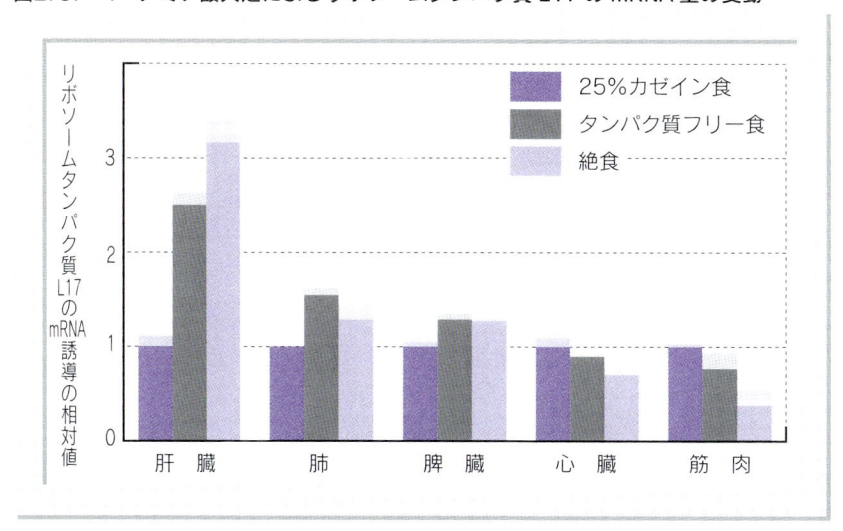

ているが，ラット肝がん細胞においてアミノ酸の栄養状態が乏しいとき，すなわちタンパク質の分解が合成を上回っているときに，発現量が増加することが認められた。その後，絶食および無タンパク質食ラットにおいても肝臓のリボソームタンパク質L17mRNAの発現が顕著に増加することがわかった（図2.3.-4）。

この発現誘導に関して，含硫アミノ酸，グルタミン酸，アスパラギン酸に顕著な抑制効果が認められたため，これらのアミノ酸が標的遺伝子発現に深く関与していると考えられている。また，心臓や骨格筋などの他臓器においてはmRNA量は減少することが認められ，このことより組織特異的な応答機構が存在していることがわかった[8]。

３ インスリン様成長因子結合タンパク質遺伝子発現の調節

IGF-Ⅰは，インスリンと構造がよく似たペプチドホルモンで，骨成長の促進や細胞の増殖，分化の促進，タンパク質同化など，幅広い機能を有している。栄養状態が良好なときには肝臓でのIGF-Ⅰ合成量は増加し，タンパク質同化作用によって体タンパク質の蓄積をひき起こすとされている。また血中にはIGF-Ⅰ結合性タンパク質（IGFBP；IGF binding protein）が存在しており，IGF-Ⅰ活性の調節を行っている。

IGFBPは，主要なもの6種類が現在認められているが，食餌タンパク質量の低下にともない，ラットにおいて血中のIGFBP-1の増加および肝臓中のIGFBP-1のmRNAの増加が顕著となることがわかった[9]。さらに肝臓中のIGFBP-1のmRNAの転写速度も速まっていることも認められる。

また，12%カゼイン食および無タンパク質食で飼養したラット肝実質細胞，非実質細胞や含アミノ酸およびアミノ酸フリーの培地を用いた肝臓由来H4ⅡE，HuH-7の細胞培養後のノーザンブロッティングによる解析により，IGFBP-1の遺伝子発現の誘導が確かめられた。

このようにアミノ酸量の不足がシグナルとなって，IGFBP-1の合成に対し

ノーザンブロッティング解析
ノーザンブロット法ともよばれ，動物組織や培養細胞で発現している特定のRNAの検出・定量法である。アガロース電気泳動などによりRNAを分画後，ニトロセルロースやナイロン膜に転写し，特定のプローブで検出を行うことで，目的RNAの転写量の増減や安定性などを解析する。

図2.3.-5 インスリン成長因子結合タンパク質-1（IGFBP-1）遺伝子のアミノ酸応答領域

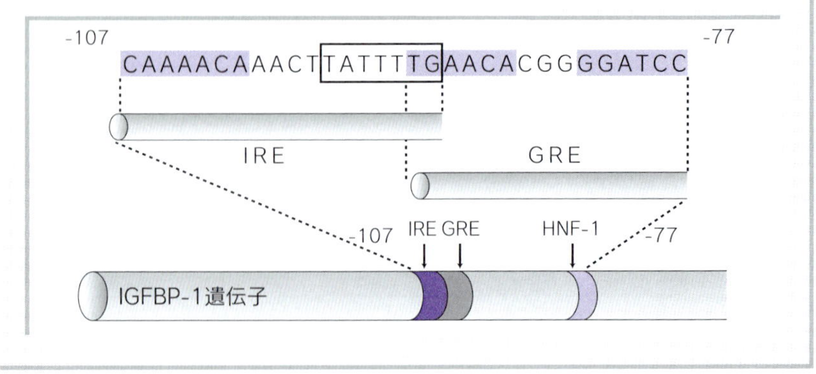

て転写レベルでの誘導，調節を行っている．IGFBP-1の発現にはいくつかのホルモンも調節因子として関与しており，このうち，グルココルチコイドおよびインスリンによる調節機構についてはよく知られている（図2.3.-5）．

インスリンはIGFBP-1のmRNAの発現を強く抑制し，グルココルチコイドによる転写も抑制する[10]．IGFBP-1遺伝子上の領域のうち転写制御にかかわる領域としてインスリン応答配列（IRE；insulin response element）およびグルココルチコイド応答配列（GRE；glucocorticoid response element）があり，一部は両者が重なり合うように存在していることが認められている[11]．

アミノ酸欠乏による応答配列が，IGFBP-1遺伝子のどの領域にあるかを調べたところ，IRE-GRE部位と同じ領域に存在することが認められた．また，アミノ酸やタンパク質を含まない食餌で飼育したラットにおいては，IGFBP-1の発現に大きく変動を与えるような，血中インスリン濃度やグルココルチコイド濃度の変化は認められなかった．

これらの結果より，アミノ酸応答領域はIRE-GRE領域の部分に存在し，IGFBP-1遺伝子はインスリン刺激によって負の発現調節を，アミノ酸欠乏刺激およびグルココルチコイド刺激によって正の発現調節を受けることがわかった．また，アミノ酸欠乏刺激のシグナルは，インスリンおよびグルココルチコイドとは別の経路によってIRE-GRE部位に伝達されると考えられている．

2.4. ビタミンと分子栄養学

　ビタミンは，一般的には「微量で動物の栄養を支配し，動物体内ではまったく合成されないか，または必要量だけ合成されず，栄養素として摂取しなければならない有機化合物である」と定義されており，生体内では主として代謝機能を円滑に進めるために必要な栄養素として機能している。ビタミンは他の栄養素とは異なり，共通する構造や成分をもたず，生理機能もそれぞれ異なっている。

　ビタミンは溶解性の違いにより，脂溶性ビタミンと水溶性ビタミンとに分類される。脂溶性ビタミンにはA，D，E，Kが，水溶性ビタミンにはB_1，B_2，B_6，ナイアシン，パントテン酸，ビオチン，葉酸，B_{12}などのB群とC，Pがある。

　これらの各種ビタミンの生理機能および欠乏症や過剰障害についてはよく知られているが，近年，ビタミンA，Dがステロイドホルモンと同様な機序で標的遺伝子に作用することが明らかにされた。これを端緒に，各種ビタミンの分子レベルでの機能の解明が進められている。

1 脂溶性ビタミン

1）ビタミンA

（1）種類と性状

　ビタミンAは通常，レチノール（ROH；retinol）と呼ばれているが，構造の違いによりA_1およびA_2系の2つに大別される（図2.4.-1）。A_1系は，淡水魚の肝臓に，A_2系は海水魚，動物の肝臓に存在する。また，植物中にはビタミンA活性を示すカロテノイド色素群もあり，動物体内でビタミンAに変換されるため，プロビタミンAと呼ばれている。

図2.4.-1　ビタミンAの構造

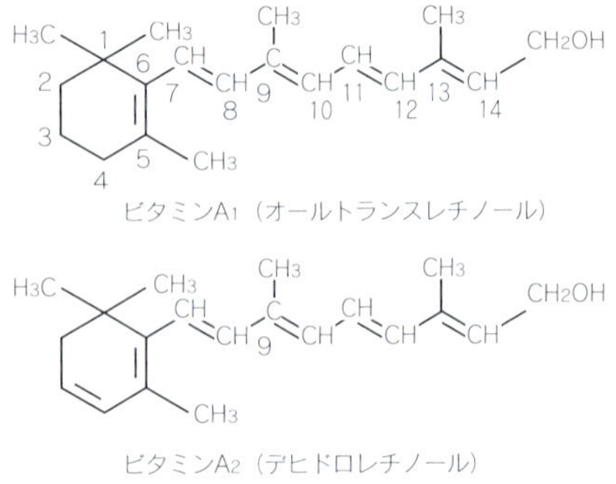

ビタミンA_1（オールトランスレチノール）

ビタミンA_2（デヒドロレチノール）

2.4. ビタミンと分子栄養学

　ビタミンAは体内にとり込まれるとレチナール（RAL；retinal），レチノイン酸（RA；retinoic acid）に代謝され，それぞれ多様なはたらきをするが（表2.4.-1），生理活性の主体となるものは，all-trans-レチノイン酸（ATRA；all-trans-retinoic acid）と 9-cis-レチノイン酸（9CRA；9-cis retinoic acid）である（図2.4.-2）。

表2.4.-1　ビタミンA（レチノール）とレチノイン酸の高等動物における生理作用

生　理　作　用	レチノイン酸	レチノール
成長促進	◎	◎
視　覚	×	◎
生　殖	△	◎
皮膚正常保持	◎	○
制がん	◎	○
糖タンパク質・糖脂質合成	○	○
聴　覚	×	◎
味　覚	◎	◎
細胞分化・発生能	◎	―

注）◎：完全に有す　○：ほぼ有す　△：一部有す　×：まったくない
　　―：それ自体の直接的な作用か不明

図2.4.-2　ビタミンAの代謝

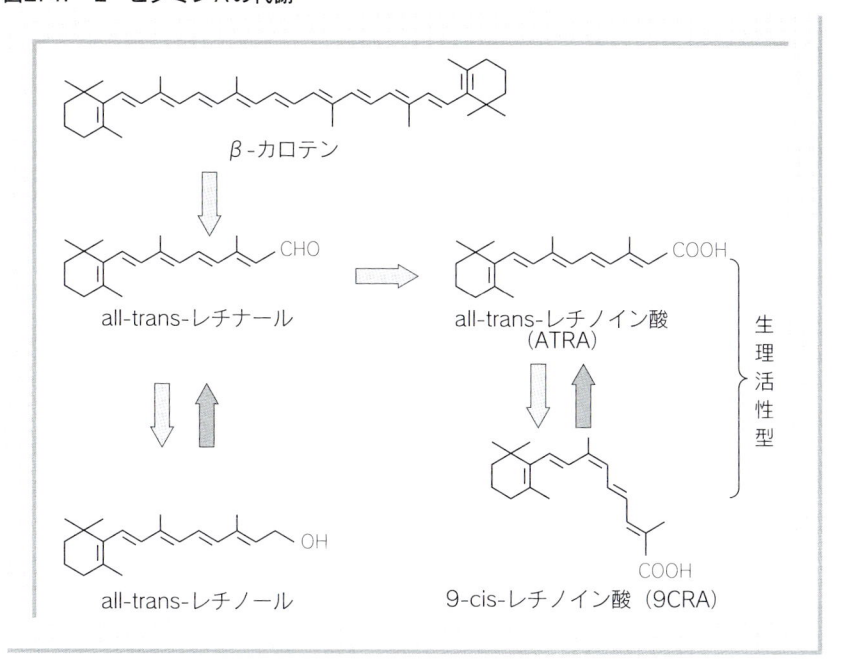

（β-カロテン → all-trans-レチナール → all-trans-レチノイン酸（ATRA） ⇄ 9-cis-レチノイン酸（9CRA）；all-trans-レチナール ⇄ all-trans-レチノール；ATRAと9CRAが生理活性型）

（2）転送調節

　ビタミンAの体内への移行は，ROHが脂肪酸エステル（RE；retinyl〔fatty acid〕ester）として小腸上皮細胞から吸収されることから始まる（図2.4.-3）。

図2.4.-3 ビタミンAの代謝と生体内転送

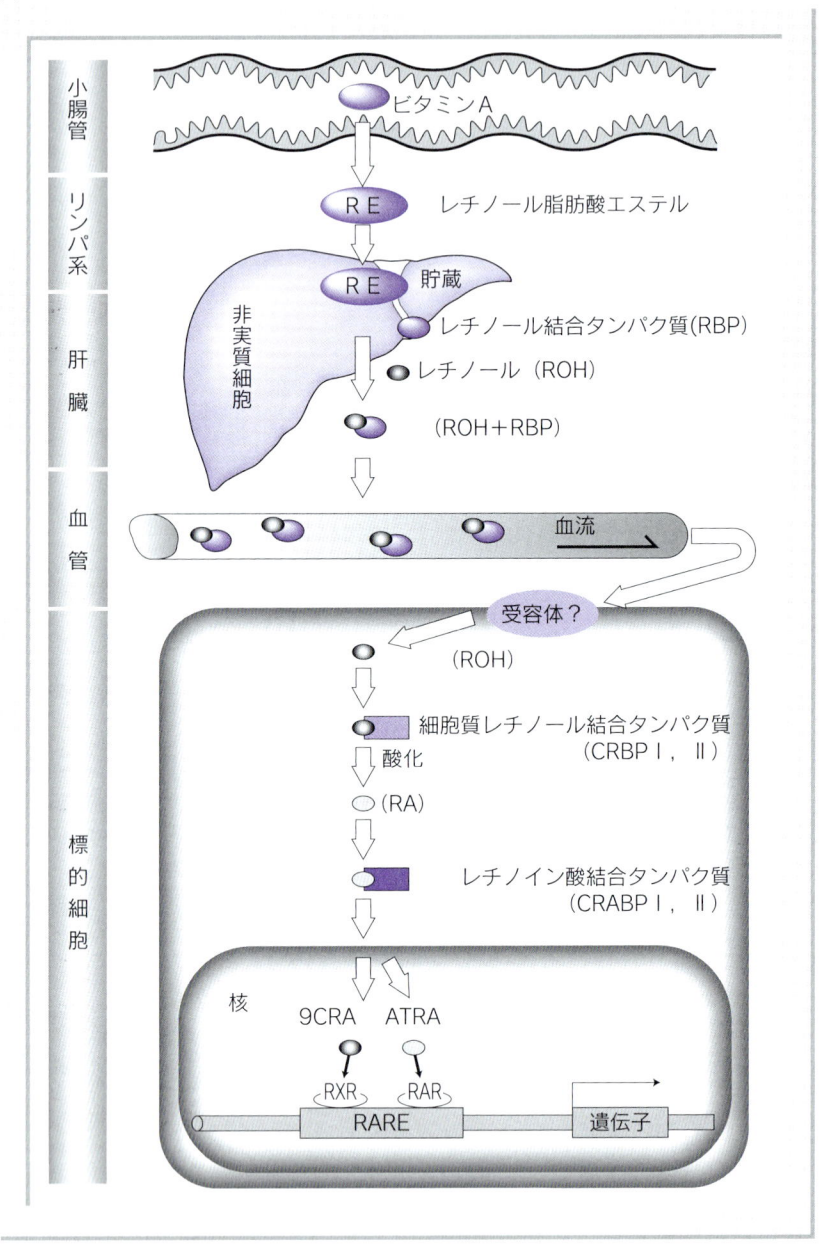

リンパ系を介して，肝臓非実質細胞内に蓄積され，要求に応じて，ROHとして特異的血清タンパク質であるレチノール結合タンパク質（RBP；retinol binding protein）とともに血中に放出される。血管経由で標識器官の細胞膜上に到達したROH＋RBPは，その特異的膜受容体を経て，ROHとして細胞内にとり込まれ，細胞質レチノール結合タンパク質（CRBP；cytoplasmic retinol binding protein）Ⅰ，Ⅱに結合する。ROHは細胞質内で各種アルコール脱水素酵素により酸化され，RAに転換された後，レチノイン酸結合タンパク質

(CRABP；cytoplasmic retinoic acid binding protein）Ⅰ，Ⅱを介して，核内のレチノイン酸受容体（RAR；retinoic acid receptor, RXR；retinoid X receptor）へと転送される。核内に移行したATRAおよび9CRAは，RARおよびRXRにそれぞれ結合する。

RARは，1987年にSalk研究所のR.M.エバンス（Evans）とStrasburg大学のP.H.シャンボンのそれぞれのグループによって，cDNA（complementary DNA）クローニングすることで発見された。1990年にはRXRの遺伝子が，さらにRAR，RXRそれぞれにα，β，γのサブタイプの存在も明らかにされた。

これらの受容体の遺伝子発現はRAによって誘導され，構造的にはステロイドホルモン，甲状腺ホルモン，ビタミンD受容体などと共通部分を有しており，いわゆる核内受容体スーパーファミリーとして存在している[1]。

（3）標的遺伝子の発現調節

レチノイン酸受容体はいずれも分子量が数万程度のタンパク質分子であり，

図2.4.-4　核内受容体スーパーファミリー

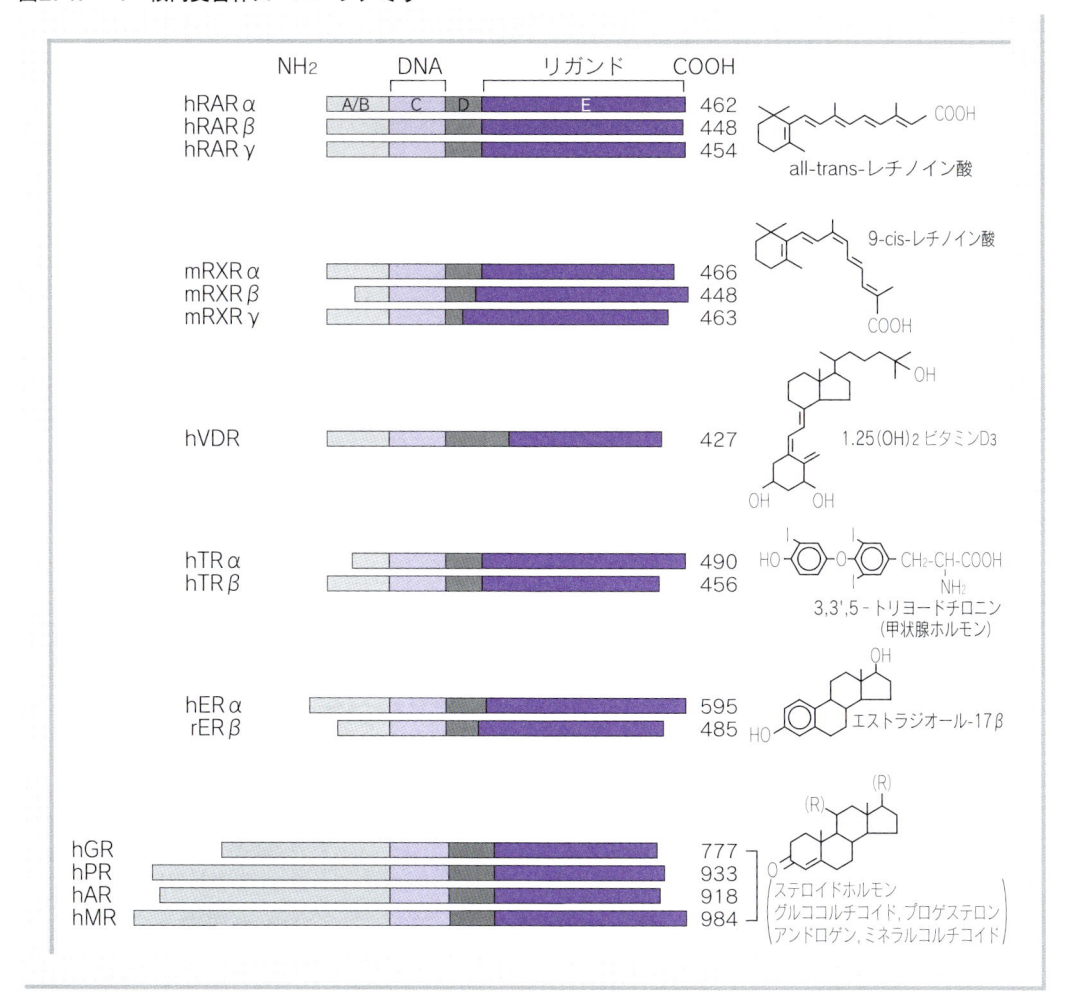

構造と機能の違いにより，N末端からA〜Eまでの領域に分けることができる（図2.4.-4）。このうち，C領域はDNA結合領域と呼ばれる部分で，ここには特徴的な2個の亜鉛フィンガー構造が存在し，ここにデオキシリボ核酸（DNA；deoxyribonucleic acid）の二本鎖の溝がはまり込む（図2.4.-5）。また，受容体の機能として最も重要な転写活性能に関与する領域，すなわち転写促進領域はA／B領域とE領域である。リガンド結合領域はE領域（C末端側）に存在する。

RAR，RXRは二量体化能を有しており，安定なヘテロ二量体（RAR-RXR）を形成してDNAと結合し，標的遺伝子の転写を促進または抑制する。レチノイン酸受容体によって調節される標的遺伝子の前には，必ずある特定の塩基配列が必要であり，それを受容体が認識して結合する。この，ある特定の配列を標的エンハンサー配列と呼んでいるが，リガンド依存的に標的遺伝子の発現を活性化させるエンハンサー機能を発揮するため，リガンド応答配列（LRE）とも呼ばれている。

LREは，ホルモン応答配列（HRE）とも共通性があり，ともにAGGTCA配列（または類似の配列）が2回繰り返す配列からなっている。この繰り返しの

エンハンサー
隣接する遺伝子の転写を促進する，DNA上の調節領域で，真核生物にみられ，遺伝子発現の時期や組織特異性を決定したり，刺激による誘導などに関与する。

図2.4.-5 ビタミンAの核内受容体領域と機能

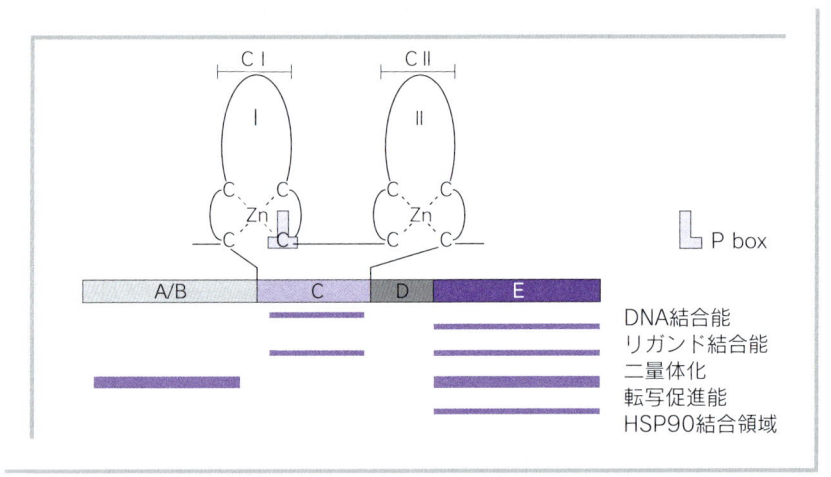

表2.4.-2 核内受容体が結合するホルモン応答配列（HRE）

レチノイン酸受容体応答配列（RARE）	AGGTCA ■ AGGTCA
PPARγ受容体応答配列（PPRE）	AGGTCA ■ AGGTCA
レチノイン酸受容体応答配列（RARE）	AGGTCA ■ ■ AGGTCA
ビタミンD受容体応答配列（VDRE）	AGGTCA ■ ■ ■ AGGTCA
甲状腺ホルモン受容体応答配列（TRE）	AGGTCA ■ ■ ■ ■ AGGTCA
レチノイン酸受容体応答配列（RARE）	AGGTCA ■ ■ ■ ■ ■ AGGTCA

注）■はどの塩基がきてもよいことを示す

間に何個の塩基が入るかによって，応答する受容体の種類が異なってくる。塩基対が1，2，5個の場合，レチノイン酸受容体応答配列（RARE；retinoic acid response element），3個ではビタミンD受容体応答配列（DR〈ダイレクトリピート〉3，VDRE），4個では甲状腺ホルモン受容体応答配列（DR4，TRE；thyroid hormone response element）となる（表2.4.-2）。これらの核内受容体スーパーファミリーに属する受容体は，同じ遺伝子に由来し，進化したものと推定されている。

（4）ビタミンA受容体の生体内高次機能

ビタミン欠乏実験，とりわけ胎児期におけるビタミンの作用については従来からの手法では評価は不可能であったが，遺伝子発現の調節に関する研究に，受容体遺伝子破壊（ノックアウト），いわゆる受容体遺伝子欠損マウス（ノックアウトマウス）を用いる手法を使って，正確な評価が行えるようになった。

RAR，RXRの6種類のサブタイプ別の遺伝子欠損マウスを作製し，各レセプターの機能についての評価を行ったところ，RARについてはα，β，γのいずれのサブタイプノックアウトマウスでもビタミンA欠乏と同様の多様な表現型を示したが，胚性致死にはいたらなかった（表2.4.-3）[2]。

例えば，RARα欠損マウス（RARα-/-）では外見上は正常であったが，生後1日〜1週間で衰弱死するものが多かった。2ヶ月以上生存した雄マウスでは性生殖腺に異常が認められ，生殖能力をもたなかった[3]。RARβではまったく変異を認めず，RARγ欠損マウス（RARγ-/-）では個体発生は行われるものの，嚢状指，頸椎奇形などの骨格形成異常や成長障害，生存率の低下などが認められた[4]。

ノックアウトマウス
ある特定のmRNAのはたらきを抑えるために，それと相補的なRNA（転写の向きを逆にしたRNAであるアンチセンスRNA）を，マウスの受精卵に導入した後，母マウスの子宮に戻し，出産させることで得られる。現在，500種類ほどのノックアウトマウスが作られている（p.131参照）。

表2.4.-3 受容体遺伝子のノックアウトマウスにみられた変異

遺伝子型	異常所見
RARα1	なし
RARα	生存率の減少，成長障害，雄の不妊（輸精管上皮細胞の変性）
	先天奇形：嚢状指，頸椎のホメオティック変異および奇形＊
RARβ2	なし
RARβ	なし
RARγ2	なし
RARγ	生存率の減少，成長障害，雄の不妊（精嚢と前立腺上皮の扁平上皮化生）
	先天奇形：嚢状指，頸椎のホメオティック変異および奇形，気管輪の融合，Harderian腺の無形成
RXRα$^{+/-}$	成長障害
RXRβ	雄の不妊（精子形成障害）
RXRγ	なし

注）＊表現型の発生率は低く，症状も軽度．

第2章 栄養素と分子栄養学

これに対して，RXRについては，RXRα欠損マウス（RXRα +/-）ではヘテロでも眼に異常が生じ，心臓形成不全による胚性致死にいたった。これに対してRXRβ欠損マウス（RXRβ-/-）では正常に胚発生が進行し，雄で精子の形成が認められない程度であった。またRXRγ欠損マウス（RXRγ-/-）では成長，生殖，行動の異常はまったく認められなかった。このようにRARではRARγが胚発生特に形態形成に重要であること，RXRではRXRαが胚発生に大きく関与し，精子形成にはRXRβが重要である。

ビタミンAの生理作用は，各受容体の異なる機能がそれぞれに発揮されることで発現するが，これとともに，細胞内結合タンパク質や代謝酵素などの転送調節や生合成・分解に関する様ざまな要因が密接に関与していることが考えられ，今後も詳細な検討が行われる必要がある。

2）ビタミンD
（1）種類と性状

ビタミンDは生体内でコレステロールから合成されるか，食餌から栄養素とともに摂取される。ビタミンDは魚類，キノコ類，卵類に多く含まれ，乳製

図2.4.-6 ビタミンDの活性化

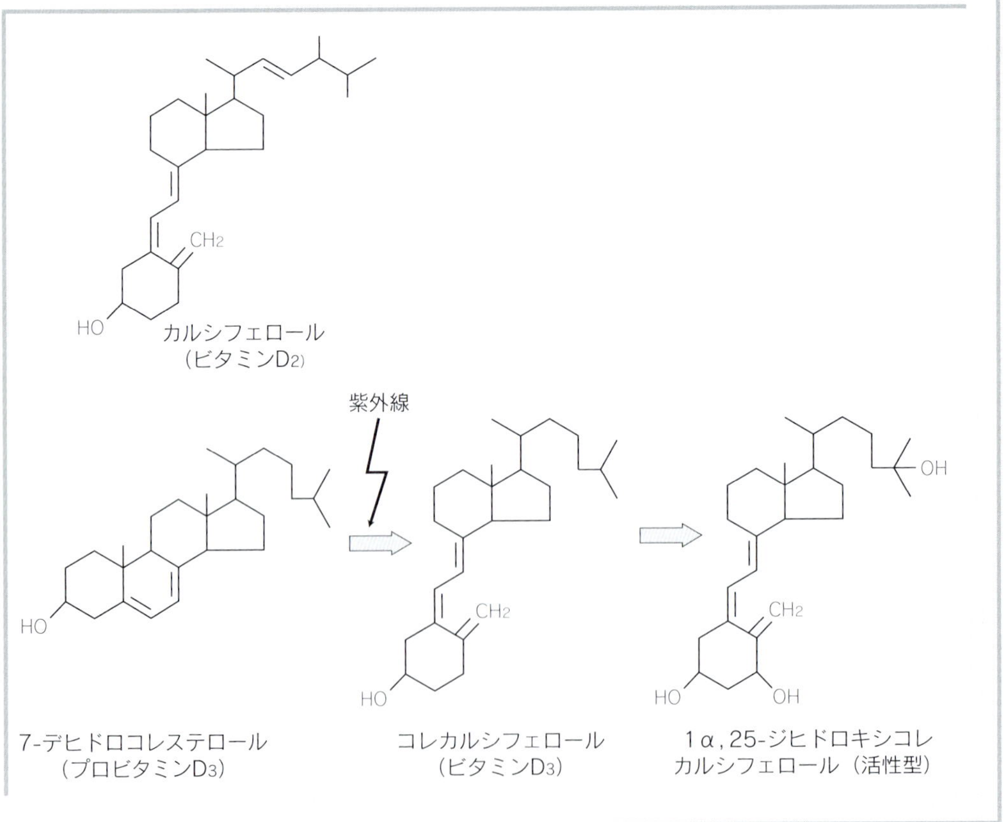

品類や肉類にはほとんど含まれていない。

ビタミンDにはD₂系とD₃系がある。D₂系のプロビタミンDはエルゴステロールで，D₃系のプロビタミンDは7-デヒドロコレステロールであり，皮膚で紫外線によりビタミンD₃に転換される（図2.4.-6）。

（2）転送調節

合成もしくは摂取されたビタミンD₃は，肝臓の小胞体で25位が水酸化され，25(OH)D₃に変換される。さらに25(OH)D₃は腎臓のミトコンドリアで1位が水酸化され，1α,25(OH)₂D₃に変換され，これがビタミンD活性型となる。

（3）ビタミンDの転写調節

ビタミンD受容体（VDR；vitamin D receptor）は，レチノイン酸受容体や甲状腺ホルモン受容体などと同様に核内受容体スーパーファミリーを形成し，類似の構造と作用機序を示す。

VDRをタンパク質の構造からみれば，N末端からA～Eまでの領域に分けることができる（図2.4.-4）。このうちC領域ではDNA結合領域として亜鉛フィンガー構造が存在し，A／B領域とE領域は転写促進領域と呼ばれており，受容体の機能として最も重要な転写活性能に関与している。リガンド結合領域はE領域（C末端側）に存在し，また，二量体化に関係する領域はC領域とE領域である（図2.4.-5）。

ビタミンA受容体にはRAR，RXRおよびそのサブクラスまで6種類が認められているが，ビタミンDの場合，VDR1種類のみである。このVDRがレチノイン酸受容体のRXRとヘテロ型の二量体（VDR－RXR）を形成して，3個の塩基対をはさんでAGGTCA配列（またはその類似の配列）が繰り返されるビタミンD受容体認識配列（DR3，VDRE；vitamin D response element）に結合することで標識遺伝子の転写を制御する（表2.4.-2）。

表2.4.-4 ビタミンDの生理作用

	部　位	機　能
カルシウム代謝調節	骨	骨形成・骨吸収作用 破骨細胞形成の促進
	小　腸	カルシウム吸収の促進 上皮細胞分化の促進
	腎　臓	カルシウム再吸収の促進
	副甲状腺	PTH合成の阻害
分化調節と細胞増殖	皮　膚	ビタミンD合成の制御 表皮細胞分化の促進
	免疫細胞	免疫応答の制御 マクロファージ分化の調節

（4）ビタミンD受容体の生体内高次機能

ビタミンDは骨代謝に重要なビタミンで，その欠乏症として，くる病や骨軟化症がよく知られている。しかし，ビタミンDの骨組織に対する作用が，直接的なのか間接的なのかについての議論が長い間繰り返されてきた。この疑問を解決するとともに，ビタミンDの生体内におよぼす影響を正確に評価するために，ビタミンAと同様にビタミンD受容体であるVDRの遺伝子欠損マウス（VDRノックアウトマウス（VDR-/-））が作成された[5]。

（VDR-/-）では胚性致死は認められず，正常に誕生する。しかし，離乳時期となる3週以降で顕著な成長障害を認めた。7週ごろには脱毛が認められ，加齢にともない全身性脱毛が起きた。血清学的にも離乳後の低カルシウム血症，低リン血症，血清アルカリフォスファターゼ活性の上昇，血清$1\alpha25(OH)_2D$値の上昇などの所見が認められた。成長障害，血清成分の異常とともに骨密度の顕著な低下にともなうⅡ型くる病を呈し，15週頃までに大半の動物は死亡した。このようにVDRは，胚や授乳期よりも離乳後の骨代謝に重要な役割を果たす。

3）ビタミンE
（1）種類と性状

ビタミンEはトコフェロールと呼ばれ，α，β，γ，δの異性体が認められている（図2.4.-7）。ビタミンEは酸素のない状態では安定であるが，空気中では容易に酸化を受ける。このため，自身が酸化することで，抗酸化剤として共存物質の酸化を防止するはたらきをする。

抗酸化作用はδ-トコフェロールが最も強いが，生理効果ではα-トコフェロールが最も強く，食品の自動酸化に対する抗酸化作用と生理効果とは一致しない。植物性食品，特に胚芽油，大豆油，ピーナッツなどの植物性油や植物性油を含む食品に多く含まれ，動物性食品には少ない。

図2.4.-7　ビタミンE（トコフェロール）の種類

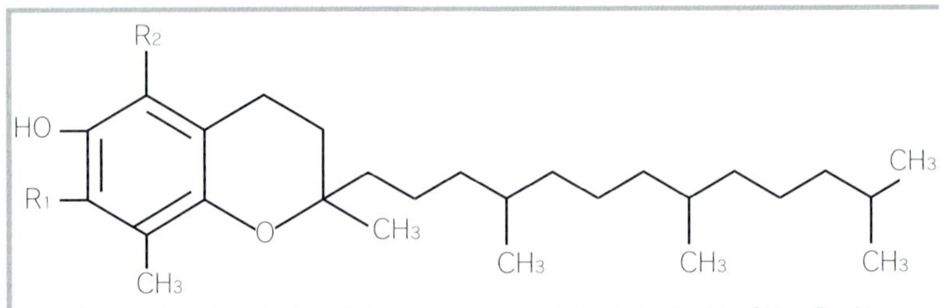

α-トコフェロール　$R_1=R_2=CH_3$　　γ-トコフェロール　$R_1=CH_3, R_2=H$
β-トコフェロール　$R_1=H, R_2=CH_3$　　δ-トコフェロール　$R_1=R_2=H$

（2）転送調節

食餌から摂取されたビタミンEは、キロミクロンとして小腸から体内にとり込まれ、門脈を経由して肝臓に入り、代謝、分解される。この際、肝臓の細胞質に存在するα-トコフェロールと特異的に結合するタンパク質（α-TTP；thiamin pyrophosphate）のはたらきにより、ビタミンEのうち、α-トコフェロールのみが血中に再び放出される。

食品中ではδ-トコフェロールの存在度がα-トコフェロールよりも高いにもかかわらず、生体内ではα-トコフェロールの方が存在度や生理活性が高い値を示すが、このα-TTPの4種類のトコフェロール異性体に対する親和性の違いによるものと考えられている。

最近、ヒトの先天性ビタミンE欠乏症がα-TTP遺伝子変異によるものであることや、α-TTPノックアウトマウスを用いた実験で、ビタミンE欠乏症をひき起こすことが明らかにされた[6]。

（3）ビタミンEの抗酸化作用

体内の生体膜を構成しているリン脂質の二重層は、リノール酸やアラキドン酸などの多価不飽和脂肪酸を多く含んでいる。これらは生体内で発生するフリーラジカルや活性酸素により過酸化反応を受けやすい状態にある。この反応が一度起こると脂質のラジカルが生じ、これがさらに正常な脂質をラジカルに変えてしまう連鎖反応をひき起こす。

ビタミンEは細胞膜や赤血球などの生体膜に存在しており、生体内で発生したラジカルを速やかに消失させることにより、脂質の連鎖的酸化を止める作用機序がはたらいていると考えられている。また、生体内で発生したビタミンEのラジカルは、ビタミンCの還元性によって相補的にビタミンEへ戻され、再び脂質ラジカルの中和に寄与する。

4）ビタミンK

（1）種類と性状

ビタミンKにはK$_1$とK$_2$があり、K$_1$はフィロキノン（PK；phylloquinone）、K$_2$はメナキノン（MK；menaquinone）と呼ばれている。ビタミンKは紫外線により容易に分解され、強酸、アルカリに不安定である。

K$_1$は食餌から摂取され、キャベツ、ほうれんそうなどの野菜や海藻類などの植物性食品に多く含まれ、K$_2$は卵類、乳製品、肉類などの動物性食品や納豆に多く含まれている。また腸内細菌によっても合成されている。

（2）転送調節

食餌から摂取されたビタミンKのうち、K$_1$は小腸上部で能動輸送的に吸収され、キロミクロンとして胸管経由で肝臓に送られる。ここでLDLやVLDLにとり込まれ、標的器官へ運ばれる。K$_2$は小腸から受動的に吸収され、リン

図2.4.-8 ビタミンKの構造

ビタミンK₁（フィロキノン）

ビタミンK₂（メチキノン）

メチジオン環

パ管を介して肝臓にとり込まれた後，標的器官へ運ばれる。

（3）ビタミンKの作用

ビタミンKは，血液凝固に必要なプロトロンビンの生合成に関与しており，欠乏すると血液凝固が起こりにくくなることが知られている（図2.4.-9）。

血液凝固のメカニズムの一因にγ-カルボキシグルタミン酸（Gla；γ-carboxyglutamic acid）タンパク質がある。いわゆる血液凝固第Ⅱ，Ⅶ，Ⅸ，Ⅹ因子などがそれにあたる。また骨由来のオステオカルシン（BGP）やマトリクスGlaタンパク質（MGP）のGlaタンパク質もある。これらの重要な生理機能を発揮するタンパク質の生成には，それぞれのタンパク質のグルタミン酸残基γ位をカルボキシル化させる必要があるが，その酵素としてカルボキシラーゼがはたらいており，この酵素の補酵素としてビタミンKが機能している。

図2.4.-9 血液凝固の機序

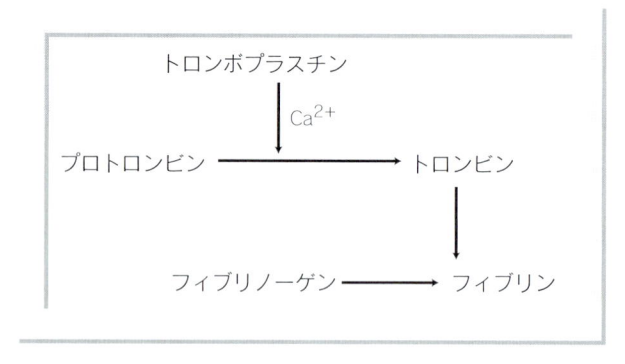

トロンボプラスチン
↓ Ca²⁺
プロトロンビン ──→ トロンビン
                    ↓
フィブリノーゲン ──→ フィブリン

2 水溶性ビタミン

水溶性ビタミンの遺伝子へのはたらきかけに関する報告は，脂溶性ビタミンほど多くはないが，最近，ビタミンB_6およびビタミンCが遺伝子発現調整の機能を有することがわかってきた。

1）ビタミンB₆
（1）種類と作用

ビタミンB₆には，ピリドキシン（PN；pyridoxine），ピリドキサール（PL；pyridoxal），ピリドキサミン（PM；pyridoxamine）の3型があり，生体内では補酵素型のピリドキサールリン酸（PLP；pyridoxal 5'-phosphate）に転換され，各種のトランスアミナーゼをはじめ，デカルボキシラーゼなどの，主としてアミノ酸代謝の補酵素として作用し，生理機能を発揮している。

図2.4.-10　ビタミンB₆の種類と構造

（2）ステロイド作用などの調節

1978年にケイクらは，グルココルチコイド受容体（GR；glucocorticoid）複合体がDNAと結合するのを，PLPによって阻害することをはじめて報告した。その後，GRはPLPとの結合により立体構造に変化が起こることが認められた（図2.4.-11）。

また，HeLaS 3細胞に，GR結合領域を含むクロラムフェニコールアセチルトランスフェラーゼ（CAT）のレポータープラスミドを導入することで，細胞内でのGR機能にビタミンB₆濃度がどのような影響を与えるかについて培養実験を行った結果，培地にPNを添加すると細胞内PLP濃度は上昇し，デキサメタゾンによるCAT活性の誘導は50％まで抑制されるのに対して，培地に

グルココルチコイド
ステロイドホルモンのひとつで，アルブミンまたはトランスコルチンと結合して血中に運ばれる。標識細胞に到達すると，細胞質の特異的結合タンパク質（受容体タンパク質）と結合して，ホルモン-受容体タンパク質複合体を形成して核内に入り，DNAと結合して特定のmRNAの合成を制御すると考えられている。

図2.4.-11　PLPによる遺伝子発現の調節機構

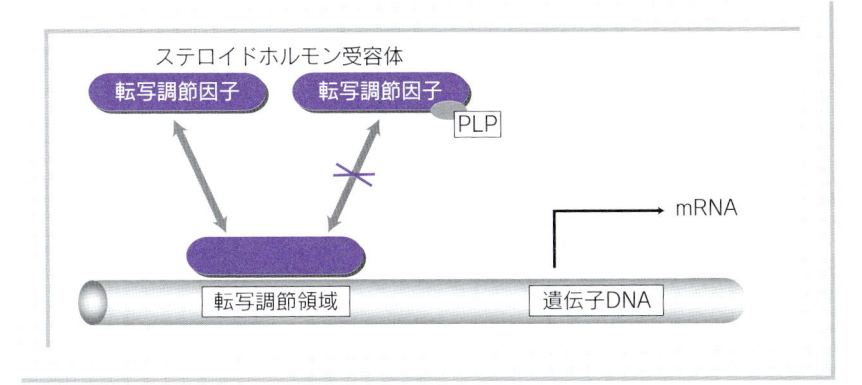

4-デオキシPNを添加し細胞内PLP濃度を低下させると，CAT活性の誘導は2.8倍上昇した。また，エストロゲン，プロゲステロン，アンドロゲンなどでも同様な現象が認められた。このことは，細胞内PLP濃度の低下はGR依存性の遺伝子発現を増強させ，逆にPLP濃度の上昇は遺伝子発現を弱めるという制御機能を有していることを示している。

さらにB_6欠乏ラット肝臓において，細胞質型アスパラギン酸アミノトランスフェラーゼ（AspATc）mRNAの発現が増大することが認められた。これは，PLPによるGRE依存性（AspATc）mRNA発現抑制によるものである[7]。この現象は，アポA1リポタンパク質，フェニルアラニンヒドロキシラーゼ，グリコーゲンホスホリラーゼなどのmRNAの発現に対してもみられた。また，B_6欠乏ラット肝臓では血清アルブミンの遺伝子発現に顕著な増大が認められた。これは，アルブミン遺伝子発現を調節するHNF（hepatocyte nuclear factor）-1やC/EBP（CCAAT/enhancer binding protein）などの転写調節因子にPLPが結合し，転写調節領域DNAとの結合を低下させた結果である[8]。

以上のように，PLPはホルモン受容体や転写調節因子に直接結合することにより，その遺伝子発現に対して負の調節をしていると考えられている。

2）ビタミンC

（1）種類と作用

ビタミンCはアスコルビン酸と呼ばれ，還元型のアスコルビン酸と，酸化型のデヒドロアスコルビン酸がある（図2.4.-12）。

生体内では可逆的酸化還元系を形成し，チロシンやフェニルアラニンなどの芳香族アミノ酸の代謝，細胞間質のコラーゲンの生成，ステロイドホルモンの生合成などに関与している。

図2.4.-12　ビタミンCの代謝

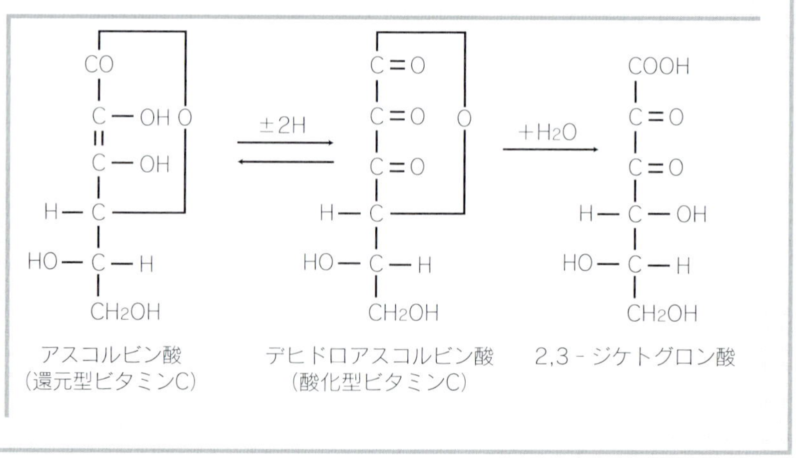

（2）I型コラーゲン遺伝子の発現調節

ヒト皮膚繊維芽細胞を，ウシ胎児血清を含むダルベッコー変法イーグル培地（DMEM-10）で培養し，その培地にビタミンCを添加すると，繊維芽細胞の増殖，全タンパク質の合成，I型コラーゲン遺伝子の発現を促進し，またI型コラーゲン遺伝子の転写を活性化することが認められる[9]。また，活性持続型ビタミンC（Asc2-P）を用いた実験でも同様な結果を得た。さらに培養系にAsc2-Pとともにシクロヘキシミドを添加し，細胞のタンパク質合成を阻害しても，Asc2-PのI型コラーゲン遺伝子の転写活性化に変化はなく，このことより，Asc2-Pによる細胞内シグナルは，I型コラーゲン遺伝子の転写を直接的に活性化していることが認められた。I型コラーゲンタンパク質の合成活性化率は，I型コラーゲン遺伝子の転写活性化率よりも常に高い値を示したため，ビタミンC，Asc2-Pによる細胞内シグナルは遺伝子が転写された後もmRNAの安定化を促進するものと考えられた。

3）ビタミンB_1

ビタミンB_1はチアミンと呼ばれており，生体内ではチアミンピロリン酸（TPP；thiamin pyrophosphate）となり，補酵素としていくつかの酵素反応に関与している。

ピルビン酸脱水素酵素の補酵素として，また，2-オキソ酸の脱炭酸および脱水素に関与している。さらにトランスケトラーゼの補酵素として，ペントースリン酸回路におけるアルデヒド転移に重大な役割を演じている。

酵母については，チアミン合成や輸送に関与する遺伝子にTPPが作用することがわかっている。

4）ビタミンB_2

ビタミンB_2はリボフラビンと呼ばれ，生体内ではフラビン酵素の補酵素であるフラビンモノヌクレオチド（FMN；flavin mononucleotide）や，フラビ

図2.4.-13 ビタミンB_2の代謝（FMNとFADの生合成）

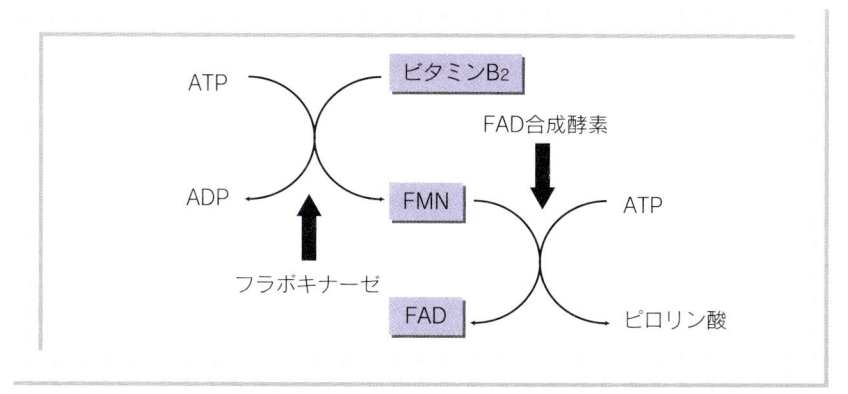

ンアデニンジヌクレオチド（FAD；flavin adenine dinucleotide）に転換され，生体内酸化還元反応を触媒する（図2.4.-13）。

関連酵素としては，コハク酸デヒドロゲナーゼやアセチルCo(coenzyme)Aデヒドロゲナーゼがある。ビタミンB_2欠乏ラットでは，肝臓のミトコンドリア内の脂肪酸分解を行う$β$酸化活性の低下が認められる。これは，FAD低下によるFAD依存性Acyl‐CoAデヒドロゲナーゼの合成阻害によるためであるとされている。

5）ナイアシン

ナイアシンはニコチン酸とニコチンアミドの総称で，生体内では補酵素型のニコチンアミドアデニンジヌクレオチド（NAD；nicotinamide adenine dinucleotide），およびニコチンアミドアデニンジヌクレオチドリン酸（NADP；nicotinamide adenine dinucleotide phosphate）に転換され，種々の脱水素酵素や還元酵素など，酸化還元反応にかかわる酵素の補酵素となって機能している。

6）パントテン酸

パントテン酸は，生体内では補酵素コエンザイムA（CoA）に転換される。生体内のアセチル化に関与しており，脂肪酸の合成や分解，ピルビン酸や$α$‐ケトグルタール酸の酸化的脱炭酸，アミノ酸代謝など，幅広く代謝にかかわっている。腸内細菌によっても合成されるので，欠乏症はあまり起こりにくい。

7）ビオチン

ビオチンは生体内では酵素と強く結合している。食品中に広く存在し，腸内細菌によっても合成されるため，欠乏症はほとんどみられないが，生の卵白中の糖タンパク質であるアビジンと結合を起こし，ビオチンの吸収性を悪くする。

生体内では，脂肪酸合成系のアセチルCoAカルボキシラーゼ，ピルビン酸カルボキシラーゼなどのカルボキシル反応に関与する酵素の補酵素として機能している。

8）葉　酸

葉酸（プテロイルグルタミン酸）はプテリジン，パラアミノ安息香酸，グルタミン酸が結合した物質であり，サルでは悪性貧血を治癒することから，ビタミンMとも呼ばれている。グルタミン酸が1〜5個結合した複数の誘導体も天然には存在している。

生体内では，テトラヒドロ葉酸となり，ホルミル基転移酵素の補酵素として，核酸であるRNAの生合成やその他の酵素反応に関与している。

9）ビタミンB_{12}

ビタミンB_{12}は，分子内のコリン環中央にコバルト（Co）を配位しており，生体内では補酵素型としてアデノシルコバラミン，メチルコバラミンがある。メチオニン合成におけるメチル基転移反応，バリン，イソロイシン分解系における異性化反応に関与している。

10）ビタミンP

代表的なものにヘスペリジンとルチンがある。毛細血管に対する透過性の増大を抑制することで血管壁がもろくなるのを防ぐ作用がある。生体内ではビタミンCの利用性を高めるとされる。

2.5. ミネラルと分子栄養学

人体を構成する主な元素には，水素（H），酸素（O），炭素（C），窒素（N），硫黄（S）などの，水や有機物として存在する元素と，カルシウム（Ca），リン（P），鉄（Fe），ナトリウム（Na）などの無機質（ミネラル）として存在するものがある。

ミネラルは人体のおよそ4％を占めているが，その大半は骨や歯に存在する。人体に比較的多く含まれているものとしては，Ca, P, カリウム（K），イオウ（S），Na，塩素（Cl），マグネシウム（Mg）などがあり，これらを多量ミネラルと呼んでいる。また，微量しか含まれていないものに，鉄（Fe），マンガン（Mn），銅（Cu），ヨウ素（I），コバルト（Co），亜鉛（Zn），モリブデン（Mo），フッ素（F），セレン（Se）などがあり，これらを微量ミネラルと呼ぶ。

わが国では「日本人の食事摂取基準（2010年版）」において，ミネラルの摂取基準量が定められた。カルシウム，リン，鉄，亜鉛，銅，マンガン，ヨウ素，セレン，モリブデンには耐容上限量も示された。

これらのミネラルは，無機化合物の形で存在する場合もあれば，有機化合物の一部として体液の浸透圧や神経の興奮性の調節をしたり，補酵素やホルモンの成分として重要な役割を演じているものもある。最近の研究で，これらのミネラルのいくつかに，遺伝子発現調節のはたらきをもつものや，ある種の代謝異常症の病因遺伝子に大きく関与するものがあることが明らかにされてきた。

① カルシウム

生体内のカルシウムの99％以上は，$3Ca(PO_4)_2 \cdot Ca(OH)_2$ の形で骨と歯に存在しており，残り1％が体液や血液中に存在している。生体内では筋肉の収縮，神経系の興奮の抑制，酵素の活性化，トロンビン形成による血液凝固，ホルモ

表2.5.-1 人体に必要な無機質

主要無機質			微量無機質		
カルシウム	2.00%	骨・歯の無機質	鉄	0.00400%	賦活物質・酵素・血色素・ホルモン成分
マグネシウム	0.05		銅	0.00150	
リ ン	1.10		マンガン	0.00013	
カリウム	0.35	主要電解質細胞内・外液の	ヨウ素	0.00004	
ナトリウム	0.15		コバルト	0.00004	
塩 素	0.15		亜 鉛	痕 跡	
マグネシウム	0.05		モリブデン	〃	
イ オ ウ	0.25		セ レ ン	〃	
			フッ素	〃	
			ケイ素	〃	

2.5. ミネラルと分子栄養学

表2.5.-2 「日本人の食事摂取基準（2010年版）」に定められたミネラルの摂取基準量／日

元素		成人（18～29歳）			
		男性	耐容上限量	女性	耐容上限量
多量ミネラル	ナトリウム	9.0mg未満	－	7.5mg未満	－
	カリウム	2,800mg	－	2,700mg	－
	カルシウム	800mg	2,300mg	650mg	2,300mg
	マグネシウム	340mg	－	270mg	－
	リン	1,000mg	3,000mg	900mg	3,000mg
微量ミネラル	鉄	7.0mg	50mg	10.5mg	40mg
	亜鉛	12mg	40mg	9mg	35mg
	銅	0.9mg	10mg	0.7mg	10mg
	マンガン	4.0mg	11mg	3.5mg	11mg
	ヨウ素	130μg	2,200μg	130μg	2,200μg
	セレン	30μg	280μg	25μg	220μg
	クロム	40μg	－	30μg	－
	モリブデン	25μg	550μg	20μg	450μg

＊カルシウム，鉄，亜鉛，銅，ヨウ素，セレン，クロム，モリブデンは推奨量。
＊ナトリウム，カリウムは目標量。　＊リン，マンガンは目安量。

ンの分泌など，各種の役割を演じている。

　最近になって，骨吸収に関与する破骨細胞の分化や機能についての分子レベルでの調節機構が存在することが明らかにされた。骨代謝は，骨形成と骨吸収にかかわる骨芽細胞と破骨細胞の分化の制御，細胞と基質間の情報伝達にかかわる全身性ホルモン，局在性サイトカイニンによる調節機構の下で行われている。骨のリモデリングによって得られたカルシウムは体内に貯蔵されて，必要

図2.5.-1　カルシウム平衡調節にかかわるホルモン

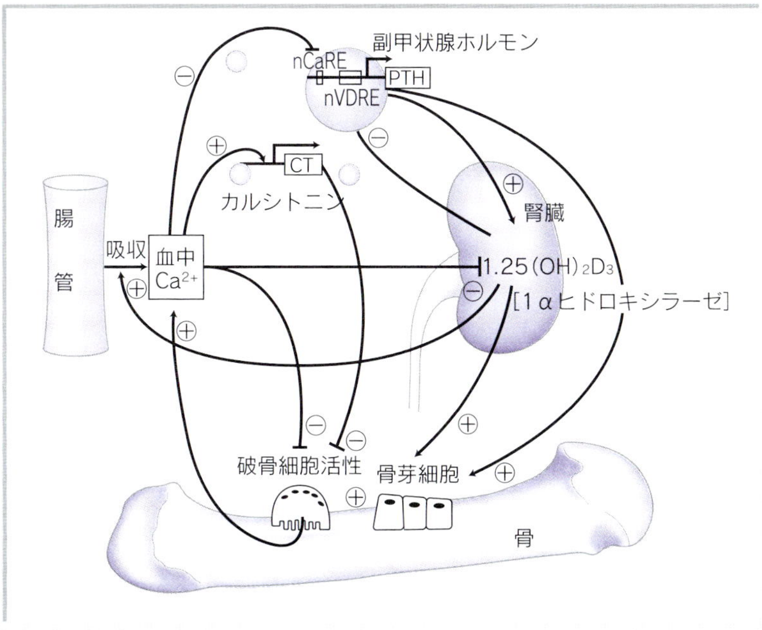

第2章 栄養素と分子栄養学

に応じて再び血中へ放出され，血中カルシウム濃度は常に10mg/100ml に維持されている。このような血中カルシウム濃度の調節は副甲状腺ホルモンであるパラトルモン（PTH；parathyroid hormone），甲状腺ホルモンであるカルシトニン（CT；calcitonin），ビタミンDによって行われている。血中カルシウム濃度が低下すると，副甲状腺細胞のカルシウム受容体が認識してPTHが血中に分泌され，破骨細胞にはたらきかけて骨吸収を促進し，血中にカルシウムが放出される。腎臓ではビタミンD_3の産生をうながし，腸管からのカルシウムの吸収と，腎臓からのカルシウムの再吸収が促進され，血中カルシウム濃度が増加する。血中濃度が高くなると，甲状腺C細胞からのCTの放出により破骨細胞の骨吸収を抑制することによって血中カルシウム濃度が低下する。

ビタミンD_3，PTH，プロスタグランジンE_2（PGE_2），インターロイキン（IL；interleukin）11（IL11）など，骨吸収因子の存在下で骨芽細胞の間質細胞から分泌される破骨細胞分化誘導因子（ODF）と，骨芽細胞の間質細胞と破骨細胞の前駆細胞の直接接触は破骨細胞の分化を誘導することが知られている（図2.5.-2）。

また，ヒト胎児由来繊維芽細胞から，TNF受容体ファミリーである破骨細胞形成阻害因子（OCIF）が発見された。これにより，ODFは破骨細胞の前駆細胞へのシグナル伝達による破骨細胞の成熟化をうながし，OCIFはODFの破骨細胞への結合阻止による破骨細胞の形成阻害をすることで，破骨細胞の分化調節が行われていることが明らかとなった。

> 破骨細胞の分化・調節については，3.4.骨粗しょう症の項（p.104）も参照のこと。

図2.5.-2 破骨細胞の分化・調節機構

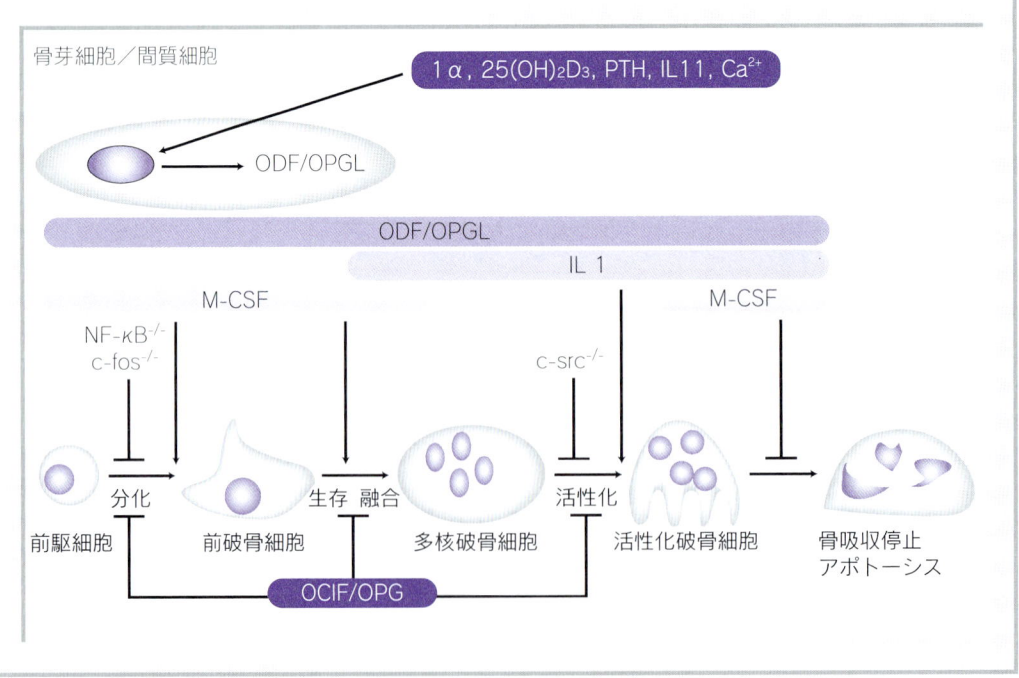

〔出典〕バイオサイエンスとインダストリー vol.56 No.11, 1998. p.732 より

2 鉄

鉄は体内に約4〜6g存在しており，その65%は血色素タンパク質であるヘモグロビンとして，また約30%は貯蔵鉄として，残りは筋肉のミオグロビンやカタラーゼ，ペルオキシダーゼなどの酵素として存在する（表2.5.-3）。

表2.5.-3 鉄の存在形態と機能

	存在形態		機能
ヘム鉄	ヘモグロビン Fe^{2+}	(65)	酸素運搬
	ミオグロビン Fe^{2+}	(10)	酸素貯蔵
	チトクローム※ $Fe^{2+} \rightleftarrows Fe^{3+}$		組織内酸化還元
	カタラーゼ※，ペルオキシダーゼ※ Fe^{3+}		H_2O_2分解
非ヘム鉄	フェリチン	(10)	鉄貯蔵（肝臓，脾臓，骨髄）
	トランスフェリン※		鉄運搬（血漿）
	ヘモシデリン	(9)	鉄貯蔵（肝臓，脾臓）

（ ）内の数値は鉄の人体内分布割合（%）．ただし，上記以外に※の合計1%，未知成分5%を含む．
「ハーパー生化学」第20版より抜粋．

体内にとり込まれた鉄のうち，三価の鉄化合物は胃液により可溶化し，Fe^{3+}となり，さらにビタミンCなどの還元剤によりFe^{2+}となって小腸管上部より吸収される。細胞内にとり込まれたFe^{2+}はアポフェリチンと結合してフェリチンとなり貯蔵される。鉄は尿中にはほとんど排泄されず，体外への流出量はきわめてわずかであるため，体内での保有量を調節するのは，吸収調節によってのみ行われる。

最近になって，鉄輸送体タンパク質である二価陽イオン輸送体（DCT；cation transporter）1が見いだされ，タンパク質や遺伝子の構造も明らかにさ

図2.5.-3 鉄輸送体タンパク質（DCT1）の構造

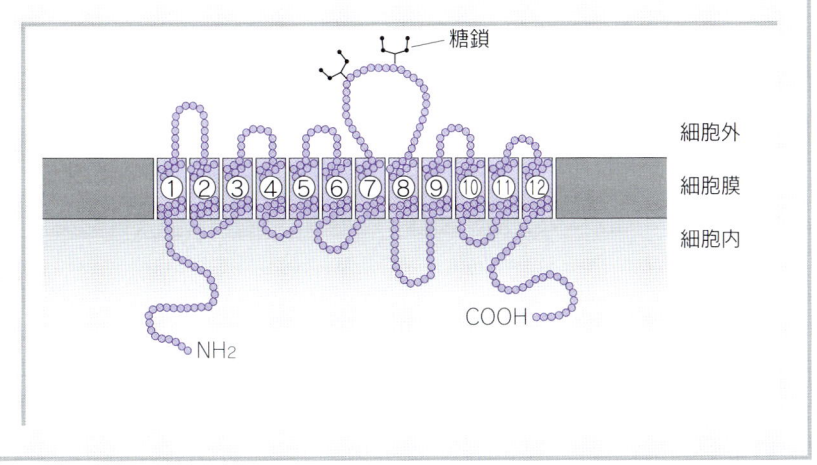

〔出典〕Gunshin, H. et al.：Nature, 388, 482, 1997

れた。このタンパク質は，アミノ酸の特異的配列により細胞膜を12回貫通する膜タンパク質であることが推定された（図2.5.-3）。ラットにおけるDCT1の遺伝子発現は鉄吸収が盛んに行われている十二指腸で最も高く，また正常ラットに比べ鉄欠乏ラットでは発現が著しく増大していることが認められた。これらのことよりDCT1が鉄吸収調節因子のひとつとして機能しているものと考えられる。なおDCT1は鉄のみならず，亜鉛，銅，ニッケル，カドミウムなど，ほかの二価の陽イオンとも結合することができる。

　血漿中の鉄イオンは小腸管から吸収されたもの，ヘモグロビンが分解したもの，貯蔵鉄であるフェリチン由来のものなどであり，鉄輸送タンパク質であるアポトランスフェリンとFe^{3+}が結合し，フェロトランスフェリンとなって血流に乗って全身の細胞に運ばれる（図2.5.-4）。細胞膜にはトランスフェリン受容体が存在しており，これがフェロトランスフェリンと結合し，コーテッド・ピットに集合した後，包括され小胞となり細胞内にとり込まれる。ここで鉄イオンを放し，アポフェリチンと結合し，貯蔵鉄であるフェリチンとなったり，チトクロームやカタラーゼなどの酵素の成分となったりする。

図2.5.-4　エンドサイトーシスによる鉄のとり込み

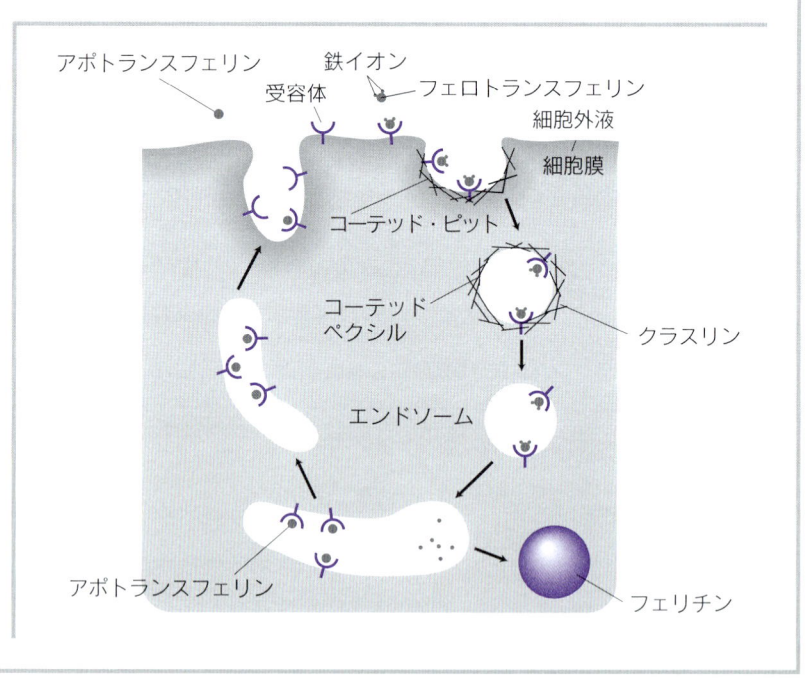

〔出典〕Dauty-Varsat, A. and Lodish H.F., 中西真人訳『サイエンス』p.95, 1984年

3 リ ン

リンは体重の約1％を占め，カルシウムに次いで体内に多く存在する無機質である。体内リンの約80％は，骨や歯にカルシウムやマグネシウムと結合した状態で存在しているほか，リン脂質として生体膜をはじめ，核酸，ヌクレオチド，ATP（adenosine 5'-triphosphate）などの主要な構成成分としての役割を担っている。

リンは小腸管から吸収された後，血中へ移行する。この血中のリン濃度は腎臓の近位尿細管にある刷子縁膜のNa/Piリン共輸送担体（Na/Pi）による再吸収機構によって調節されている。Na/PiはtypeIからtypeIIIが現在知られており，このうち，typeIIは血中リン濃度や副甲状腺ホルモン（PTH）などによって発現の調節が行われていることが明らかになった。また，低リン症の腎尿細管において，typeIIの遺伝子発現の顕著な上昇が認められている。

4 亜 鉛

亜鉛はRNA・DNAポリメラーゼ，アルカリホスファターゼ，アルコール脱水素酵素などの亜鉛酵素として機能している。亜鉛が欠乏すると成長阻害，味覚障害，免疫能の低下などが起こることが知られている。

亜鉛を含有するタンパク質にメタロチオネインがある。分子量が6,000の小型のタンパク質（ペプチド）で，高い金属親和性を有しており，特に水銀やカドミウムなどと結合し重金属毒性の解毒作用に関与すると考えられている。構成アミノ酸のおよそ1／3がシステインであり，通常，システインどうしはS－S架橋を作る場合が多いが，この分子の場合，すべてが遊離型となっているところが特徴である（図2.5.-5）。このメタロチオネインは，生体内では亜鉛と結合しているが，亜鉛欠乏によりメタロチオネインおよびメタロチオネイン

メタロチオネイン
亜鉛以外にもCd, Hg, Ag, Au, Cuなどによって合成が誘導される。分子中のアミノ酸残基のうち，SH基3個に金属が1個結合するため，メタロチオネイン1分子中には7分子の金属が存在することになる（図2.5.-5）。また，Cd, Hgなどの重金属が結合した場合，結合体は重金属の毒性を示さなくなるため，解毒，中和にも貢献している。

図2.5.-5 メタロチオネインの一次配列中に占めるシステインの位置と2個のクラスターを形成する配位構造

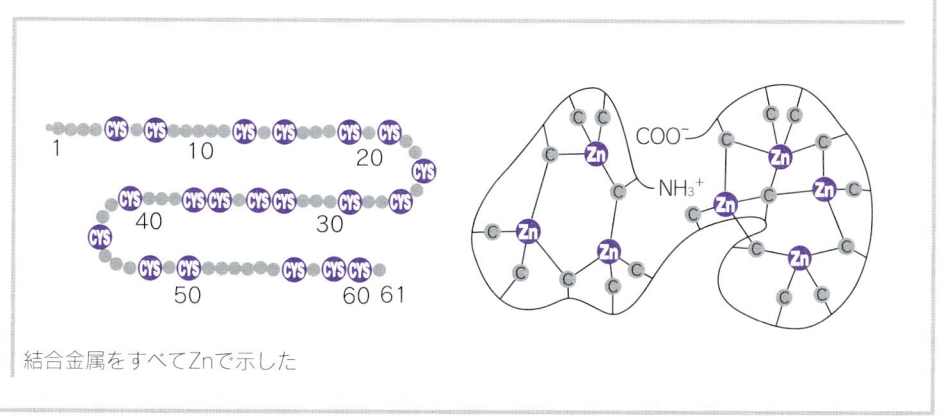

結合金属をすべてZnで示した

〔出典〕千葉百子，鈴木和夫編　健康と元素　p.56　南山堂（1996）

第2章 栄養素と分子栄養学

図2.5.-6 亜鉛フィンガーの構造

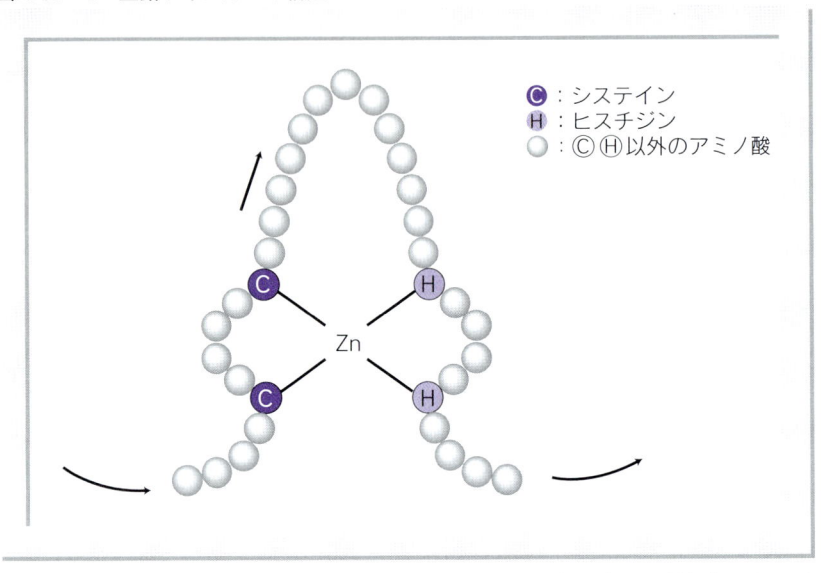

Ⓒ：システイン
Ⓗ：ヒスチジン
○：ⒸⒽ以外のアミノ酸

mRNAの合成が亢進することが認められた。このことより，亜鉛はメタロチオネイン合成遺伝子の転写誘導を行うことにより，体内での亜鉛代謝の調節をしているものと考えられている。

また，亜鉛はタンパク質の構造の中で，亜鉛フィンガー構造と呼ばれる特異的な立体構造を呈するのに重要である。アミノ酸配列の中で1個の亜鉛に対して2個のシステインと2個のヒスチジンもしくは4個のシステインによって四面体複合体を形成し，タンパク質分子の中でそこだけが立体的に突出した形状が作られる。タンパク質としては，核内受容体タンパク質であるVDRやRAR，RXR群などのDNA結合領域，すなわちC領域にこの亜鉛フィンガー構造が存在し，遺伝子の転写に大きくかかわっている。

5 銅

1969年，ペルーの小児貧血症で鉄剤投与では効果がなく，銅の投与によって改善が認められたのを契機に，未熟児の銅欠乏やX染色体異常によって，男性に発生する先天性銅吸収障害であるメンケス病（ねじれ毛病）が発見された。銅は銅含有酵素としていくつかのタンパク質と複合体を形成し，それぞれの機能を演じている。

血漿中の銅タンパク質であるセルロプラスミンはフェロオキシダーゼ活性を有し，これは鉄の代謝に必須であるため，結果的に貧血症状が現れてくる。スーパーオキシドジスムターゼ（SOD；superoxide dismutase），チロシナーゼ，リジルオキシダーゼなども銅含有酵素である。SODは銅と亜鉛を1個ずつ活性中心にもっている酵素として発見され，生体内の活性酸素ラジカルで基質となるスーパーオキシドアニオンを消去し，酸素と過酸化水素に対するはたら

表2.5.-4 微量元素の欠乏症

元素名	欠乏症	
	先天性	後天性
亜鉛	腸性肢端皮膚炎	食事性，高カロリー輸液，キレート剤
銅	メンケス病	食事性，高カロリー輸液，漏出性腸炎
クロム	糖尿病	糖尿病，高カロリー輸液，動脈硬化症
セレン	膵嚢胞症	克山病，高カロリー輸液，冠動脈疾患，がん

をもっている。

チロシナーゼはメラニンの生成に重要であり，活性の低下は皮膚や毛髪の色素異常をもたらす。また，リジルオキシダーゼ活性が低下すると血管系の障害をもたらす。ウィルソン病は銅代謝障害疾患として知られている。この場合，肝臓内の銅代謝異常により銅の胆管への排泄が低下し，銅が蓄積し角膜の青緑色色素沈着や肝硬変などの銅の過剰障害が現れる。

メンケス病，ウィルソン病ともに，染色体上の特定遺伝子の欠損による変異が原因となっており，銅を細胞から排出するために機能している膜輸送タンパク質であるATPase（adenosine triphosphatase）の欠損による代謝異常である。メンケス病の場合は，メンケス遺伝子（ATP7A）が腸管でのみ発現し，ウィルソン病の場合は，ウィルソン遺伝子（ATP7B）が肝臓でのみ発現するため，それぞれが特有の症状となって現れる。

6 セレン

生体内でセレンは，セレン含有タンパク質（セレノプロテイン）として存在している（図2.5.-7）。

セレノプロテインの代表的なものとして，細胞質に局在し活性酸素の分解作用を示すグルタチオンパーオキシダーゼ（GSHPx-1）や甲状腺ホルモンを合成するⅠ型ヨードチロニン5'-脱ヨウ素化酵素などが知られている。GSHPx-1はビタミンEと同様に，生体内に発生した過酸化物の処理を行うと考えられている。セレン欠乏を起こすとGSHPx-1活性が低下し，過酸化物により細胞膜の損傷が起こる。このときGSHPx-1およびほかのセレノプロテインのmRNAについても濃度の低下が起こるが，GSHPx-1のmRNAの濃度の低下が顕著であることが認められている。ヒトでは欠乏症状として心筋障害が知られており，その他の高等動物においては筋ジストロフィー，肝臓壊死，膵臓の繊維化などが起きる。

セレノプロテインの合成には2つの区分が考えられている。ひとつは，セレノメチオニンが通常のメチオニンをとり込むMet-tRNAによるタンパク質合成系をそのまま利用する場合であり，もうひとつは，セレノシステインの場合である。この場合，通常は終止コドンとして認識されるmRNAのUGAコドン

第2章　栄養素と分子栄養学

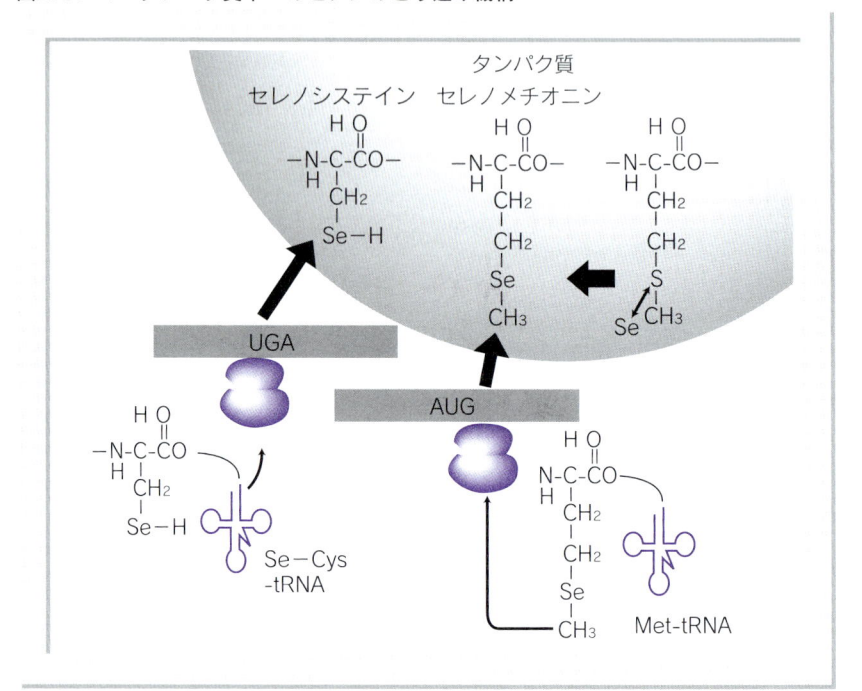

図2.5.-7　タンパク質中へのセレンのとり込み機構

がセレノシステインをコードし，3'末端側の二次構造に対応してセリン-tRNAにより合成されたセレノシステイン-tRNAを結合させ，セレノプロテインを合成する。セレノメチオニンは体内では合成できないことから，食餌として外部からとり込む必要がある。また，セレン供給が欠乏しはじめると体内に貯蔵されているセレノメチオニンから供給される。

克山病と静脈栄養

　中国には克山（ケーシャン）病と呼ばれる，小児や20～40歳代の女性に頻発する，心臓の心筋壊死や繊維化を特徴とする心筋症があり，土壌中のSe濃度の低い東北部から南西部の地域に多発していることが知られている。同地域では白筋症と呼ばれる家畜のSe欠乏症も認められている。また，近年，消化器疾患者への栄養供給の手段として静脈栄養療法が施行されるようになったが，これにともない，様ざまな微量元素欠乏症の報告が行われるようになった。このなかで，心筋障害や筋無力感などの症状について，Se補給により改善した症例がみられることから，Se欠乏との関連性が指摘されている。

参考文献

2.1. 糖質と分子栄養学

1）長坂祐二・中村和行・久木野憲司編：生化学，金原出版，2002.
2）糖尿病治療研究会編：糖尿病運動療法のてびき，医歯薬出版，2002.
3）保坂利男・岡　芳知「糖輸送担体」，日本臨床，55, 47, 1997.
4）C. N Robert and D. F. James「Regulation of glucose production by the liver」, Annu. Rev. Nutr, 19, 379-406, 1999.
5）Uyeda, Yamashita and Kawaguchi「Carbohydrate responsive element-binding protein」, Biochemical Journal, 1-6, 2002.
6）阿南功一・阿部喜代司：生化学，医歯薬出版，1990.
7）C. T. Howard「Metabolic regulation of gene transcription in mammals」, Journal of Biological Chemistry, 270,23235-8, 1995.
8）垂井清一郎「ヒトと糖質」，日本臨床，55, 11-16, 1997.
9）R. Sakakibara, T. Okudaira, K. Fujiwara et al.「Tissue distribution of placenta-type 6-phosphofructo-2-kinase/fructose-2,6-bisphosphatase」, Biochem, Biophys, Res, Commun 257, 177-81. 1999.

2.2. 脂質と分子栄養学

1）長坂祐二・中村和行・久木野憲司編：生化学，金原出版，2002.
2）林　洋「小腸における脂質代謝調節」，日本臨床，59, 442, 2001.
3）佐藤隆一郎「脂質代謝の分子生物学」，垣沼淳司編：分子栄養学，光生館，2002.
4）室田佳恵子・河田照雄・伏木　亨「膜局在性脂肪酸トランスポーター蛋白」，日本臨床，59, 240, 2002.
5）R.W. Mahley, Z-S Ji.「Remnant lipoprotein metabolism: key pathways involving cell-surface heparan sulfate proteoglycans and apolipoprotein E」, J Lipid Res, 40, 1-16, 1999.
6）佐藤隆一郎「脂肪酸代謝におけるSREBP1の役割」，日本臨床，59, 259, 2001.
7）田中直樹・杉山英子・青山俊文「Peroxisome proliferator-activated receptor（PPAR）」，日本臨床，59, 288, 2001.
8）田中直樹・杉山英子・青山俊文「PPARα」，日本臨床，59, 296, 2001.
9）佐藤隆一郎「Sterol regulatory element binding protein（SREBP）」，日本臨床，59, 251, 2001.
10）佐藤隆一郎「コレステロール代謝におけるSREBP2の役割」，日本臨床，59, 264, 2001.
11）野原　淳・馬渕　宏「核内受容体のコレステロール代謝に果たす役割」，日本臨床，59, 468, 2001.
12）T. Kawaguchi, R.L. Veech and K. Uyeda「Regulation of Energy Metabolism in Macrophages during hypoxia」, J. Biol. Chem, 276, 28554-28561, 2001.

2.3. アミノ酸と分子栄養学

1）D.S. Straus and C.D. Takemoto : Endocrinology, 127, 1849-1860, 1990.
2）H. Ogawa, M. Fujioka, Y. Su, R. Kanamoto and H.C. Pitot : J. Biol. Chem.,266, 20412-20417, 1991.
3）N.F. Shay, H.S. Nick and M.S. Kilberg : J. Biol. Chem.,265, 17844-17848, 1990.
4）R.G. Hutson and M.S. Kilberg : Biochem. J.,304, 745-750, 1994.
5）S.L. Hyatt, K.S. Aulak, M. Malandro, M.S. Kilberg and M.Hatzoglou : I. Biol. Chem.,272, 19951-19957, 1997.
6）Y. Hitomi, K. Ito, J. Chiba and A.Yoshida : Biosci. Biotechnol. Biochem., 57, 471-474, 1993.
7）Y. Hitomi and A. Yoshida : Biosci. Biotechnol. Biochem., 57, 1218-1219, 1993.
8）Y. Hitomi, A. Ito, Y. Naito and R.O. Laine : FASEB J., 8, 13-19, 1994.
9）A. Takenaka, M.Mori, S. Yamada, J. Ohgane, S.I. Takahashi and T. Noguchi : J.Endocrinol., 150, 33-41, 1996.

第2章　栄養素と分子栄養学

10) R. Goswami, R. Lacson, E. Yang, R. Sam and T. Unterman : Endocrinology, 134, 736-743, 1994.
11) D.G. Robertson, E.M. Marino, P.M. Thule, C.K. Seneviratne and L.J. Murphy : Biochem. Biophys. Res. Commun., 200, 226-232, 1994.

2.4. ビタミンと分子栄養学

1) 加藤茂明「核内レセプターと情報伝達」，実験医学　バイオサイエンス16，羊土社，東京，1994.
2) P. Kastner, J. Grondona, M. Mark et al. : Cell, 78, 987-1003, 1994.
3) P. Kastner, M.Mark, L. Mark et al. : Genes Dev. 10, 80-92, 1996.
4) W. Krezel, V. Dupe and M. Mark : Proc. Natl. Acad. Sci. U.S.A., 93, 9010-9014, 1996.
5) T. Yoshizawa, Y. Handa, Y. Uematsu, S. Takeda, K. Sekine, Y. Yoshihara,T. Kawakami, K. Arioka, H.Sato, Y. Uchiyama, S. Masushige, A. Fukamizu, T. Matsumoto and S. Kato : Nature Genet., 16, 391-396, 1997.
6) Y. Sato et al. : J. Biol. Chem., Vol. 268, 17705-17710, 1993.
7) T. Oka, N. Komori, M. Kuwahata, Y. Hiroi, T. Shimoda, M.Okada and Y.Natori : J. Nutr. Sci. Vitaminol., 41, 363-375, 1995.
8) T. Oka, N. Komori, M. Kuwahata, T. Sassa, I. Suzuki, M. Okada and Y. Natori : FEBS Lett., 331, 162-164, 1993.
9) 畑隆一郎，妹尾春樹：日経サイエンス2月号，88-97, 1992.

2.5. ミネラルと分子栄養学

1) 野田政樹：骨のバイオロジー，羊土社，2000.
2) バイオサイエンスとインダストリー，p732, Vol.56, No.11, 1998.
3) H. Gunshin et al. : Nature, 388, 482, 1997.
4) A. Dauty-Varsat and H. F. Lodish，中西真人訳：サイエンス，p95, 1984.
5) 千葉百子，鈴木和夫編：健康と元素，p56, 南山堂，1996.
6) バイオサイエンスとインダストリー，p95, Vol.59, No. 2, 2001.

第3章 生活習慣病と分子栄養学

3.1. 循環器疾患―心疾患・脳血管疾患・高血圧

　厚生労働省の平成24年度死因統計において，循環器疾患（心疾患と脳血管疾患）は悪性腫瘍に次いで多い死亡原因疾患である。実に全死亡総数の25.4％を占めている。また，死に至るというだけでなく，罹患者は，その生活が障害され，長期に疾病と戦わなければならない。予防とともに治療のひとつとしての栄養管理も考えていかなければならない。

　ここでは，主に病態発症機構を分子栄養学の立場から述べる。循環器疾患の病態発症機構を考えると，臓器に栄養素や酸素を供給している血管側の問題を考える必要がある。多くの循環器疾患において，動脈硬化が疾患発症の基礎に存在することが多い。ここでは，まず，動脈硬化の成り立ちをとりあげ，その後，各論を論ずる。栄養管理の実践については他の成書を参考にしていただきたい。

1 循環器疾患の基礎疾患としての動脈硬化

　動脈硬化症は，動脈の内腔に種々の沈着物が付着し，血液の通り道が狭まることである。血流の低下する場所によって，それぞれ症状の異なる病気が現れる（図3.1.-1）。例えば，心筋細胞への血液供給が悪くなれば，狭心症や心筋梗塞といった病気として現れる。また，脳細胞への血液供給が悪ければ一過性脳虚血発作や脳梗塞といった病気として現れる。

　動脈硬化病変に沈着する物質として，血漿成分，脂質，血小板，ムコ多糖類（粘性分泌物から得られた多糖），細胞成分などがあり，それらが徐々に蓄積することによって，血管内腔が狭まっていく。蓄積を増長する因子として，高脂血症，高血圧，肥満，喫煙，糖尿病などがあげられている。

1）血管壁の構造

　大動脈は，内側から，内膜，中膜，外膜の3種類の膜から成っている。細胞性の成分と結合組織性の成分が，それらの構成成分である。正常の血管壁の構造を図3.1.-2に示す。

結合組織と弾性板
結合組織は繊維成分が豊富な組織であり，コラーゲンやエラスチンと呼ばれるタンパク質性の成分からなる。弾性板は動脈壁に存在する結合組織のひとつである。主にエラスチンからなる有窓の膜状のものである。

図3.1.-1　動脈硬化の病変部位と発症病患

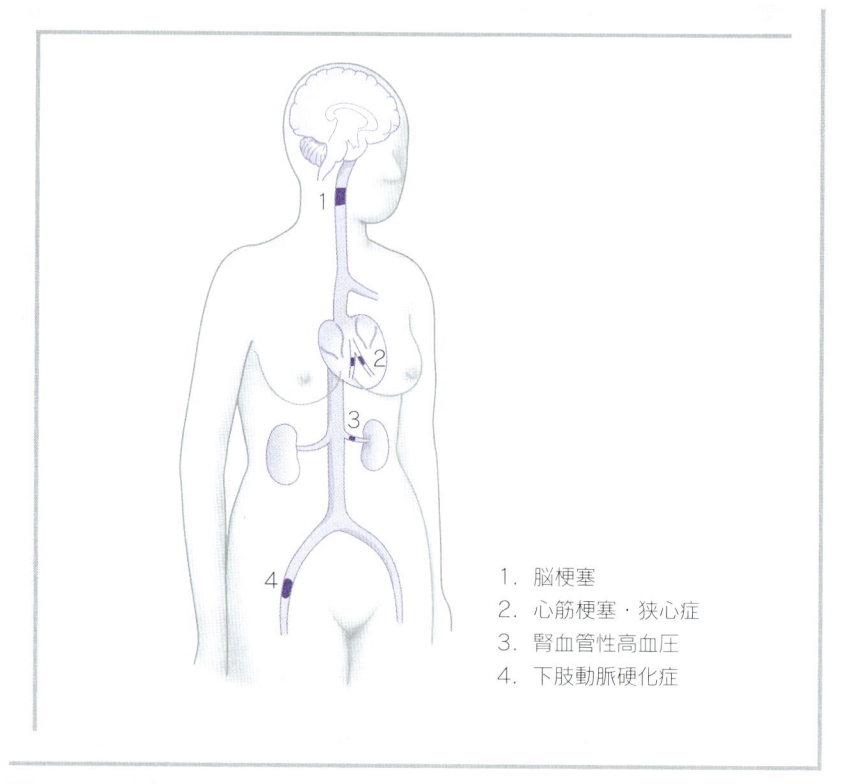

1. 脳梗塞
2. 心筋梗塞・狭心症
3. 腎血管性高血圧
4. 下肢動脈硬化症

図3.1.-2　血管壁の構造

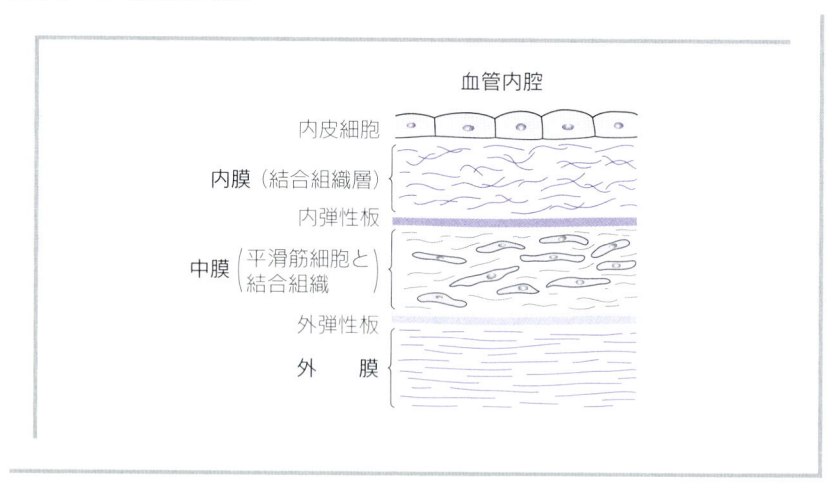

血管内腔
内皮細胞
内膜（結合組織層）
内弾性板
中膜（平滑筋細胞と結合組織）
外弾性板
外膜

2）動脈硬化病変の形成と脂質・脂肪酸代謝

　内膜への脂質沈着にはじまり，中膜平滑筋細胞の増殖，繊維性肥厚による粥腫（アテローム）の形成が起こる。さらに，石灰沈着，血栓形成などをともなって，血管内腔は狭小化していく。動脈硬化性の病変にはコレステロールエステルの蓄積が強く認められ，本病態の主因であることが示唆されている。

（1）コレステロールエステルはどこからきて病変部に蓄積するのか？

生体内の脂質を大別すると，トリグリセリド，コレステロールエステル，コレステロール，リン脂質，脂肪酸の5種類に分けられる。一般に，これらの脂質は水に溶けにくいが，特にトリグリセリドとコレステロールエステルは，まったく水に溶けず，非極性脂質と呼ばれる。これらの非極性脂質は，極性脂質の界面活性化作用で，不安定ながら水中に存在することができ，さらに，アポリポタンパクと結合することで，リポタンパクとして血中に存在することができる。コレステロールエステルの多くは，低密度リポタンパク質（LDL；low-density lipoprotein）に存在している。

（2）動脈硬化の初期病変発症機序

コレステロールエステルを多く含むLDLが，動脈硬化発症に深く関与していると考えられている（酸化仮説）。

LDLは，血管内が酸化状態にあると，酸化LDLとなる（①）。酸化LDLが血管内皮細胞の受容体に認識され，細胞表面に種々の接着分子（ICAM-1，Pセレクチンなど）の発現が増強される（②）。これは，血中の単球細胞の内皮細胞への接着を促進し，結果的に単球細胞は内膜内に浸潤し，マクロファージに分化する（③）。酸化LDLは，このマクロファージによって，特異的な受容体（スカベンジャー受容体）を介してとり込まれる（④）。その結果，コレス

図3.1.-3　動脈硬化の初期病変発症機序

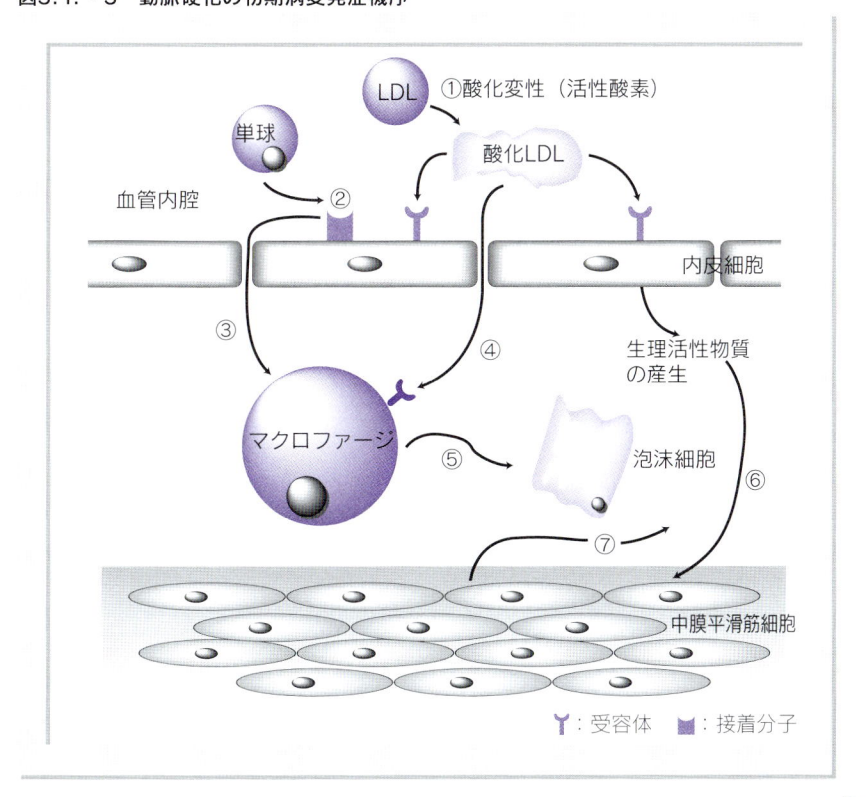

テロールエステルが細胞内にたまり，空胞をもつ泡沫細胞となる（⑤）。これらの細胞は，動脈硬化巣病変に蓄積していく。また，酸化LDLは内皮細胞や血小板にはたらき種々の生理活性物質（VEGF：vascular endothelial growth factor やPDGF：platelet-derived growth factor）の産生を促進する（⑥）。これら生理活性物質が中膜の平滑筋細胞にはたらき，内膜への遊走・浸潤をひき起こす（⑦）。

このようにして，動脈硬化の初期病変が形成され，病変が進行していく。（図3.1.-3）

LDLの酸化が最初のできごとと考えられているが，リポタンパク質中には，ビタミンEやβ-カロテン，ユビキノールなどの抗酸化物質が多く含まれており，LDLなどのリポタンパク質が酸化されることを防いでいるとも考えられている。

（3）平滑筋細胞の増殖はどうして促進されるのか？

血管内皮細胞や血小板などに由来する液性因子（VEGFやPDGF）が細胞の数を増やしたり，細胞の質を変えたりしている。初期の動脈硬化巣病変に血小板などが付着すると，そこから産生分泌される物質によって，平滑筋細胞が増殖する。また，内皮細胞に由来する強力な血管収縮物質であるアンジオテンシンⅡやトロンボキサン（TX；thromboxane），ロイコトリエン（LT；leukotriene）は，増殖・肥大に対して促進的にはたらく。一方，血管内皮由来弛緩因子である一酸化窒素（NO；nitrous oxide）やプロスタサイクリン（PGI_2；prostacyclin）は抑制的にはたらく。

ここで，関連因子としてあげたTX，LT，PGI_2は生理活性脂質と呼ばれ，不飽和脂肪酸から生体内で合成される。また，NOもアミノ酸であるアルギニンから作られる。

（4）動脈硬化を予防するために「飽和脂肪酸（S：saturated）とコレステロールの摂取を抑え，多価不飽和脂肪酸（P：polyunsaturated）を増やす」ことの意味

コレステロールの摂取抑制は，血中のコレステロールレベルおよびLDL中のコレステロールエステルのレベルを低下させる。摂取する脂肪酸は，多価不飽和脂肪酸のなかでも，n-6系の脂肪酸（リノール酸など）よりも，n-3系の脂肪酸（アルファーリノレン酸，エイコサペンタエン酸，ドコサヘキサエン酸など）を多くとることが重要である。多価不飽和脂肪酸であっても，n-6系の脂肪酸（リノール酸など）は，アラキドン酸からTX，LT，プロスタグランジン（PG；prostaglandin）となる（図3.1.-4 A）。これらの物質は，局所病巣（動脈硬化巣）において，血管平滑筋細胞の増殖などをもたらす。

PGを例にとって考える（図3.1.-4 B）。この作用は，Gタンパク質と共役する受容体を介するものがある。PG刺激によってサイクリックAMP(cAMP；cyclic adenosine monophosphate）が産生され，転写因子であるCREB

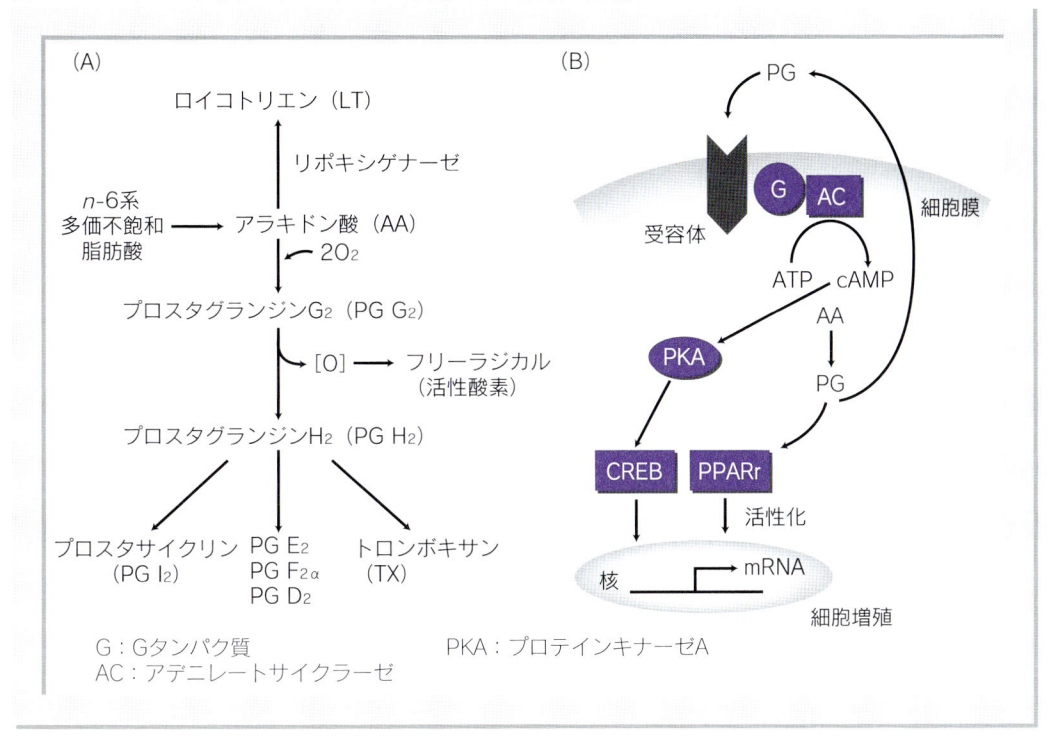

図3.1.-4 プロスタグランジン（PG）の代謝と生理作用発現機構

(A)
n-6系多価不飽和脂肪酸 → アラキドン酸（AA）
アラキドン酸 → ロイコトリエン（LT）（リポキシゲナーゼ）
アラキドン酸 + $2O_2$ → プロスタグランジンG_2（PG G_2）
PG G_2 + [O] → フリーラジカル（活性酸素）
PG G_2 → プロスタグランジンH_2（PG H_2）
PG H_2 → プロスタサイクリン（PG I_2）／PG E_2、PG $F_{2α}$、PG D_2／トロンボキサン（TX）

G：Gタンパク質
AC：アデニレートサイクラーゼ

(B)
受容体 — G・AC — 細胞膜
ATP → cAMP → PKA → CREB
AA → PG
PG → PPARr
活性化 → 核 → mRNA → 細胞増殖

PKA：プロテインキナーゼA

（cAMP response element binding protein；cAMP反応性エレメント結合タンパク質）が活性化（リン酸化）される。また，PGは，PPARγ（peroxisome proliferator-actived receptor；ペルオキシゾーム増殖剤活性化受容体ガンマ）などの核内転写因子に直接結合する場合も知られている。これらによって，種々の遺伝子発現が変化し，細胞増殖などの方向に向かうと考えられる。n-3系の脂肪酸はn-6系の脂肪酸の作用に対して抑制的にはたらく。

　以上のことから，動脈硬化予防のためには，多価不飽和脂肪酸の摂取量だけでなく，その中身にも注目し，n-3系／n-6系の値の高い多価不飽和脂肪酸を摂取する必要がある。

多価不飽和脂肪酸の種類の重要性

　1970年代に行われた疫学調査で，グリーンランド先住民には，心筋梗塞が非常に少ないことが確認された。彼らはn-3系の多価不飽和脂肪酸を多く摂取していた。フランスで行われたLyon Heart Studyでも，リノール酸（n-6系）を減らし，アルファーリノレン酸（n-3系）を増やすことを行ったところ，総死亡率が70％も低下した。コレステロールの動脈硬化形成の重要性はいわれるが，多価不飽和脂肪酸の種類はより重要な項目であることが認識されつつある。

3）動脈硬化病変の形成とアミノ酸代謝

先天性代謝異常症であるホモシスチン尿症（多くは，シスタチオニンβ-シンターゼ欠損症）の患者が，若年で動脈硬化を発症し，血栓塞栓症で死亡する事実がある。また，この疾患のヘテロ接合体は，血中ホモシステイン濃度が高く，動脈硬化症の危険因子かどうか注目されている。

ホモシステインは酸化作用があり，LDL を酸化し，動脈硬化を促進すると考えられている。しかし，血中のホモシステインレベルだけでなく，摂取する葉酸やビタミン B_6 の量が関与するとも報告されており，複雑な機構が存在する。

2 心　疾　患

1）狭心症・心筋梗塞

（1）分類と病態

心筋虚血発作の誘因から労作性狭心症と自然発作（安静）狭心症に分けられる。前者は，冠動脈血管の器質的な変化，つまり，動脈硬化性の病変を有していることが多い。後者は，冠動脈血管の痙攣性の収縮が原因となることが多い。いずれも，狭小化した血管の下流の血流低下を生じ，心筋細胞への栄養素や酸素の供給が障害され，虚血性の変化をもたらす。冠動脈の動脈硬化に血栓性の閉塞が加わり，心筋細胞の壊死が広範囲に生じたものを心筋梗塞と呼ぶ。

（2）分子栄養学に基づく病態発症機序

虚血性心疾患の危険因子として，高脂血症，喫煙，糖尿病，高血圧，A型性格，肥満などがあげられている。これらは，いずれも動脈硬化の危険因子でもある。虚血性心疾患の場合は，冠動脈の痙攣性の収縮が病態を悪化進展させている。これには，種々のストレス（寒冷，疲労）が増悪因子となる。

血管の痙攣性の収縮は，ニトログリセリンなどのニトロ系血管拡張薬の投与によって軽減する。ニトログリセリンは，代謝されて一酸化窒素（NO）となり，血管内皮細胞にある NO 受容体にはたらき，血管内皮細胞の収縮を抑制する（図3.1.-5）。

血管の緊張度は，種々の因子のバランスの上に成り立っている。弛緩因子としては，血管内皮細胞由来のプロスタサイクリン（PGI_2）やガス性の血管内皮弛緩因子（NO）があげられ，収縮因子としてはエンドセリンなどがあげられる。痙攣性の収縮は，これらの因子のバランスの破綻と考えられる。

（3）虚血性心疾患の発症関連遺伝子

家族内に虚血性心疾患を発症した人がいる場合，その疾患の発症率が高くなることが知られている。したがって，虚血性心疾患もまた，発症に遺伝的な要素が関与すると考えられる。現在，発症に関与する可能性がある遺伝子（タンパク質）として，表3.1.-1に示すものがあげられている。脂質代謝，凝固・線溶系，循環調節因子，代謝因子に分けられる。これらの因子の遺伝的な差異

図3.1.-5　冠動脈痙攣性収縮における液性因子の関与

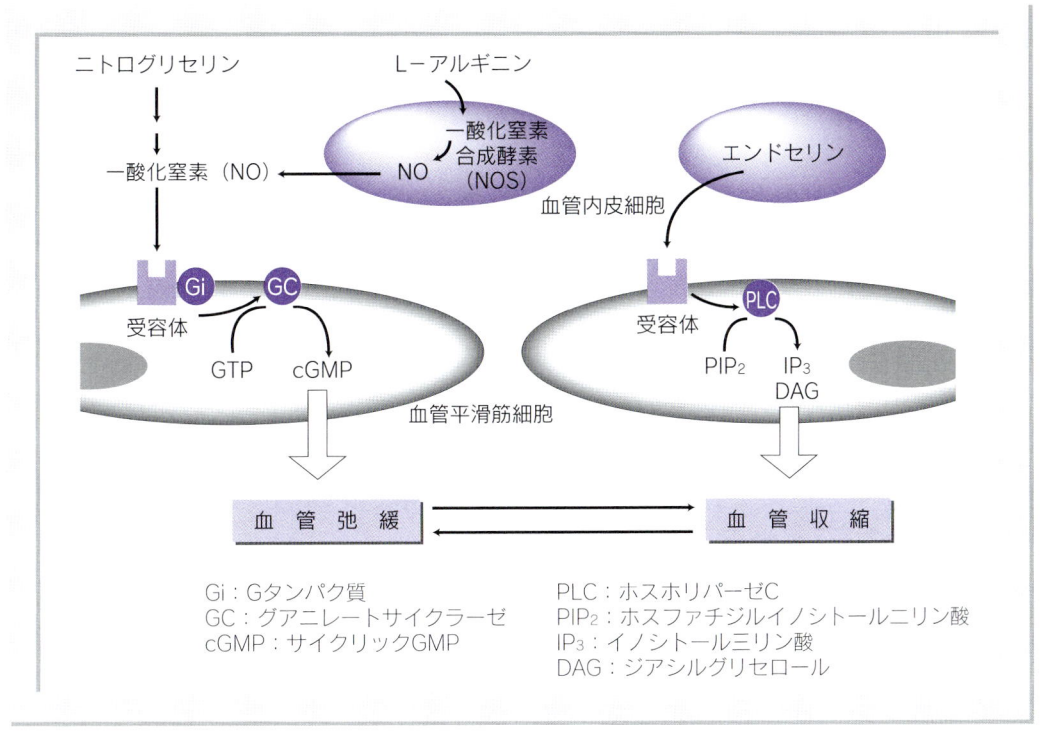

```
ニトログリセリン        L-アルギニン
    ↓                    ↓
            一酸化窒素合成酵素（NOS）
一酸化窒素（NO） ← NO              エンドセリン
                        血管内皮細胞

受容体 [Gi][GC]           受容体 [PLC]
        GTP  cGMP              PIP₂  IP₃
                                     DAG
        血管平滑筋細胞

    ↓                              ↓
  血 管 弛 緩  ⇄  血 管 収 縮
```

Gi：Gタンパク質　　　　　　PLC：ホスホリパーゼC
GC：グアニレートサイクラーゼ　PIP₂：ホスファチジルイノシトールニリン酸
cGMP：サイクリックGMP　　　IP₃：イノシトール三リン酸
　　　　　　　　　　　　　　DAG：ジアシルグリセロール

表3.1.-1　虚血性心疾患発症に関与する可能性のある遺伝子（タンパク質）

脂質代謝因子	アポリポタンパク質E リポタンパク質リパーゼ コレステリルエステル転送タンパク質
凝固・線溶系因子	血小板膜糖タンパク βフィブリノーゲン 第VII因子 プラスミノーゲンアクチベーターインヒビター
循環調節因子	内皮型NO合成酵素 アンジオテンシン変換酵素 アンジオテンシノーゲン
代謝因子	メチレンテトラヒドロ葉酸還元酵素

が，発症に影響をしているかどうかの検討は，虚血性心疾患の発症機序を考える上でも，きわめて重要な研究である．現時点では，血管内皮型のＮＯ合成酵素について，関連ありとする報告がいくつかある．4番目のイントロンの27bpの繰り返しの数（多型）との関連性が報告された．また，7番目のエクソンに存在する298番目のアミノ酸がグルタミン酸であるかアスパラギン酸であるかの違いが，狭心症・心筋梗塞に関連すると報告されている．

2）心不全

（1）分類と病態

様ざまな理由で，心臓のポンプ機能が低下し，末梢の組織にとって必要な血液量が供給できなくなった状態の総称。臨床症状や経過から，急性心不全と慢性心不全に分けられる。

（2）分子栄養学に基づく病態発症機序

心不全では，心筋細胞の収縮・拡張という心臓のポンプとしての機能が低下し，しだいに心機能を低下させる悪循環におちいる（図3.1.-6）。

内分泌系（主に，レニン・アンジオテンシン系）の活性化は，アルドステロン分泌を介して，体内への塩・水分貯留をもたらす。また，交感神経系の活性化は，血管収縮をもたらす。さらに，心筋細胞の仕事量を増し，酸素消費量の増加をもたらす。いずれも結果的に心臓に多大な負荷をもたらし，心不全が悪化する。

以前は，心不全には使用されないとされたβ_2-アドレナリン受容体阻害剤は，大規模な臨床研究によって，その有効性が確かめられている。不必要なエネルギー消費を抑えることによって，上記の悪循環に陥ることを防いでいると考えられる。

図3.1.-6 心不全における悪循環の形成

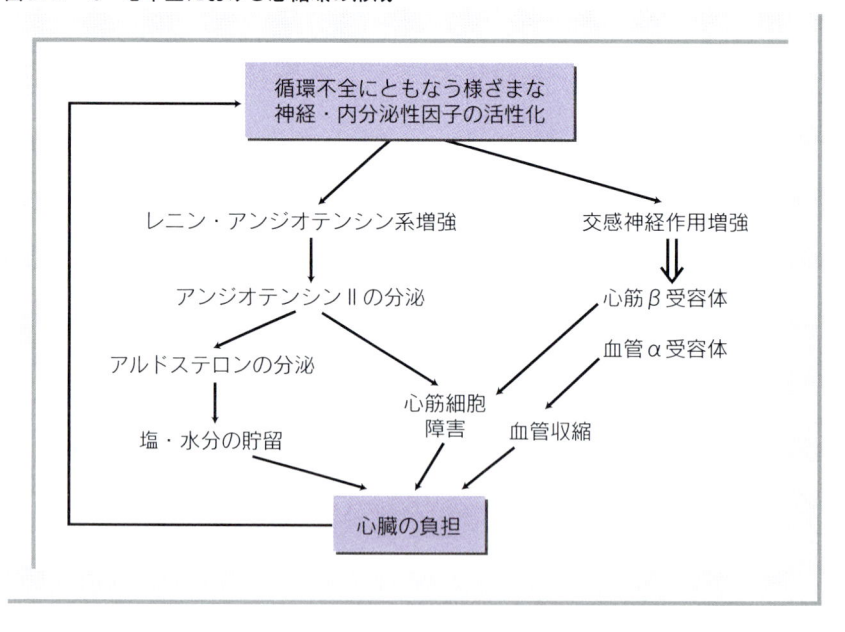

> **心臓のエネルギー代謝**
>
> 　体の中の臓器は，様ざまな細胞でできている。細胞が生きて機能を発揮するためには，燃料となる"エネルギー源"が必要である。炭水化物，遊離脂肪酸，アミノ酸，ケトン体や乳酸が用いられている。それぞれの細胞で，用いられるエネルギー源の種類の比率が違っていることが知られている。心臓を例にとると，空腹時には，エネルギー源の約60％を遊離脂肪酸からまかない，約30％はグルコースからとっている。しかし，グルコース摂取時は，約70％をグルコースから，残りを乳酸からとっている。脳は，グルコースとケトン体しか利用しないことが知られているが，その比率は，絶食時間などによっても変わると思われる。また肥大した心臓では，脂肪酸よりもグルコースをより多く使うことが明らかになっている。

3 脳血管疾患

1) 脳梗塞

(1) 分類と病態

　動脈硬化で内径が狭くなっている部分に血液凝固物が生じたり，心房細動などの不整脈がある場合に，心臓内でできた血栓が，詰まったりすることで発症する。その結果，脳の細くなっている部分の血流がさらに低下し，脳細胞が虚血となる。動脈硬化とともに，血液凝固能の亢進が発症に大きく関与している。

(2) 血液凝固能の亢進

　血管の内側の表面にある血管内皮細胞上を，血液は固まらないように流れている。血管内皮細胞は，プロスタサイクリン（PGI$_2$）や一酸化窒素（NO）を産生・放出している。これによって，通常は血小板の凝集を抑制している。動脈硬化が進み，血管内皮細胞の機能が低下すると，その部位において，血小板の凝集が起こり，血液が固まりやすくなる。このことは，さらなる血管内皮細胞の障害をもたらし，悪循環となって動脈硬化が進み，血管内腔の狭小化が進行する。

2) 脳出血・くも膜下出血

(1) 分類と病態

　脳血管は脳表面を走る太い表在動脈と，それから枝分かれして脳内部に入っていく穿通枝に分けられる。前者の血管が奇形を有していたり，動脈硬化から動脈瘤を形成したりして血管が破れたりすることで，くも膜下の部分に血液が漏出する場合に，くも膜下出血となる。後者の細い血管，穿通枝が破れた場合には，脳出血となる。破れる血管の場所によって，脳機能の障害の程度や病状が異なってくる。

（2）脳細胞のエネルギー代謝

脳細胞は，ほかの細胞に比べて酸素不足の状態に弱い。また，主にグルコースをエネルギー源としており，一部は脂肪酸由来のケトン体を使える。脂肪酸そのものはエネルギー源としては多くは利用できないと考えられている。したがって，血管狭小化にともなう栄養素（グルコース）供給不足は，顕著に神経細胞の障害をもたらす。

（3）細胞死とグルタミン酸

脳細胞は，神経細胞とそれを取り囲む支持細胞であるグリア細胞からなる。出血などで，神経細胞が死んでしまうのは，単なる酸素不足だけではなく，積極的に細胞が死んでしまう機序が考えられている。

細胞死に最も関与するのがグルタミン酸である。シナプス終末の小胞に濃縮されているグルタミン酸は，刺激によって，シナプス間隙に放出される。放出されたグルタミン酸はシナプス後膜に存在するグルタミン酸受容体に結合し，神経伝達物質として機能する。間隙中のグルタミン酸は近傍のアストロサイトに，細胞外ナトリウムイオン濃度勾配にしたがって，グルタミン酸輸送体を介してとり込まれる。アストロサイトにとり込まれたグルタミン酸はグルタミン

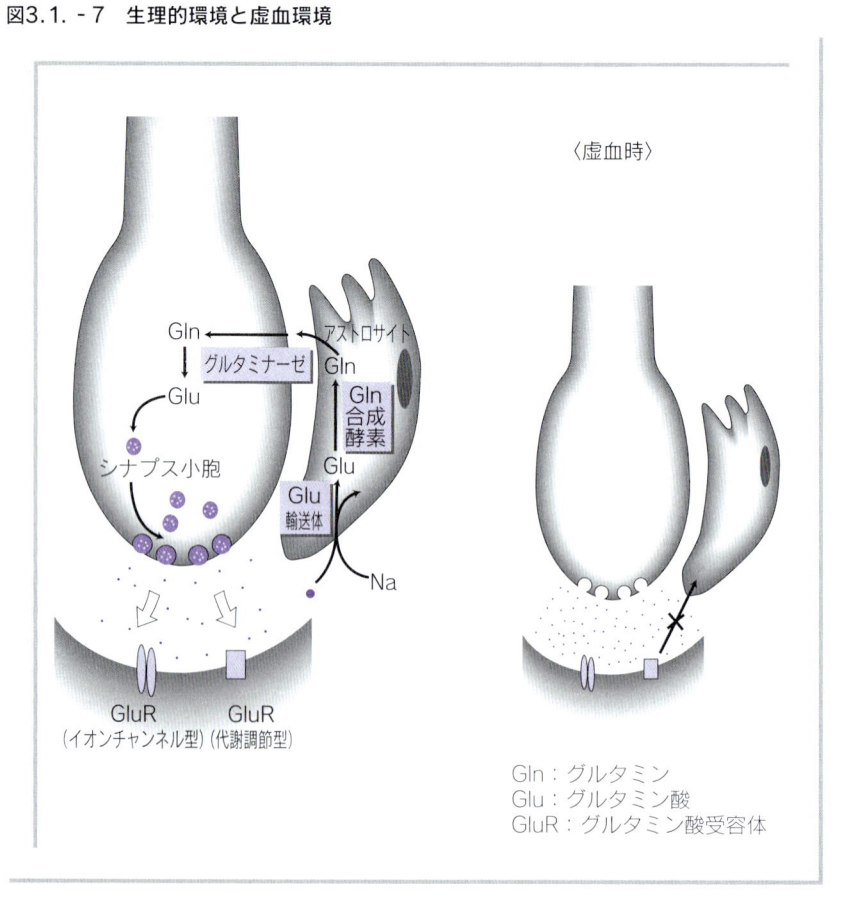

図3.1.-7　生理的環境と虚血環境

Gln：グルタミン
Glu：グルタミン酸
GluR：グルタミン酸受容体

合成酵素によってグルタミンに変換される。変換されたグルタミンは，いったんアストロサイトより放出され，神経細胞にとり込まれ，グルタミナーゼによってグルタミン酸となり，神経終末に貯蔵される。虚血時には，アストロサイトでのグルタミン酸とり込みが障害され，シナプス間隙中のグルタミン酸濃度の上昇が持続し，神経細胞のグルタミン酸受容体が常に刺激された状態となり，神経細胞が損傷する（図3.1.-7）。

（4）出血後の予後を決める血管痙攣性の収縮

くも膜下出血後，数日経過してから死亡する場合がある。これは出血後，しばらく時間を経てから，脳血管の収縮性の痙攣が起こることに起因している。そのことによって，広範囲な脳虚血が再び起こり，重篤な状態をもたらす。

出血部位では，赤血球に由来するヘム-鉄（2価）が酸素と反応し，スーパーオキシド（O_2^-）を生成する。これは，過酸化水素と反応し，活性酸素中で最も反応性の高いヒドロキシラジカル（OH・）を生じる。OH・は血管平滑筋細胞などにはたらき，ホスホリパーゼA2などの酵素を活性化し，結果的に持続的な平滑筋収縮をもたらすと考えられている。くも膜下出血後の髄液や動脈壁中の脂質過酸化物が増加することは確認されている。

図3.1.-8　出血部位における活性酸素を介した血管収縮

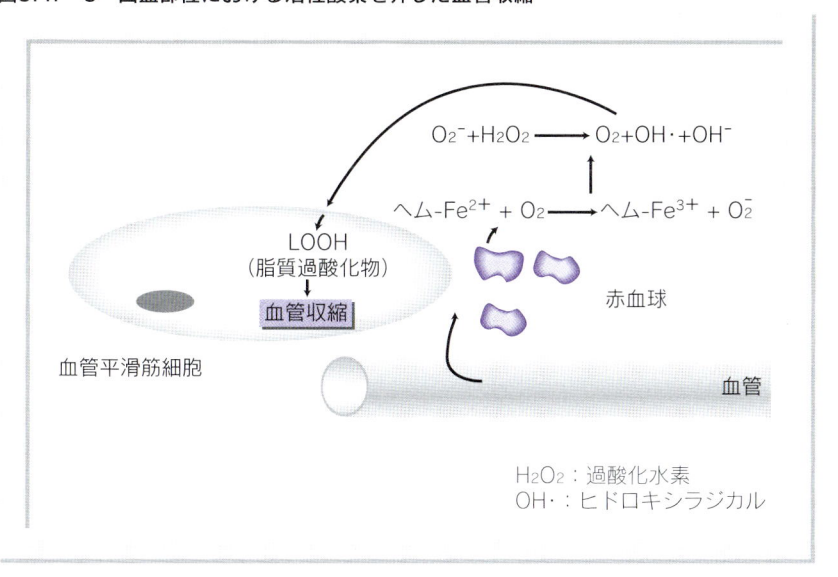

4　高　血　圧

（1）分類と病態

収縮期血圧140mmHg以上または拡張期血圧90mmHg以上をいう（世界保健機構・国際高血圧学会，1999年）。高血圧を原因から分類すると，原因が明らかなものを二次性高血圧と呼び，原因が不明確なものを本態性高血圧と呼ぶ。二次性高血圧には，腎臓疾患に由来するものが最も多く，次いで，内分泌異常

第3章 生活習慣病と分子栄養学

（副腎髄質，副腎皮質）に基づく疾患が多い。

（2）分子栄養学に基づく病態発症機序

高血圧の発症には遺伝因子が強く関与していると考えられている。血圧は，心拍出量と末梢血管抵抗との関係で議論される（図3.1.-9）。心拍出量と末梢血管抵抗は，種々の因子によって調節を受けている。原因は不明ではあるが，本態性高血圧の遺伝的な背景が近年しだいに明らかにされつつあり，血圧に関与する種々の因子の遺伝的影響が解析されている。高血圧患者の遺伝背景の解析から，多くの事実が明らかになった。

① 高血圧になりやすい人は，低ナトリウム条件下において，よりナトリウムを体内に維持することができる遺伝型を有するヒトであった。

② 最も重要な因子は，レニン・アンジオテンシン系であった。

特に，アンジオテンシノーゲン（ANG；angiotensinogen）遺伝子の発現調節機構の遺伝的な差異が，本態性高血圧の遺伝的背景に重要な意味をもっている。アンジオテンシノーゲン遺伝子の発現に最も重要なコアプロモーター領域には，A／C多型（−20），C／T多型（−18），A／G多型（−6）などが存在しており，そのタイプによって転写開始因子のコアプロモーターへの結合度が異なり，遺伝子の転写に違いが生じる。このことによって，あるタイプを有するヒトは，ANGタンパク質の発現量が多く，高血圧となることが示されている。

図3.1.-9 高血圧の成因

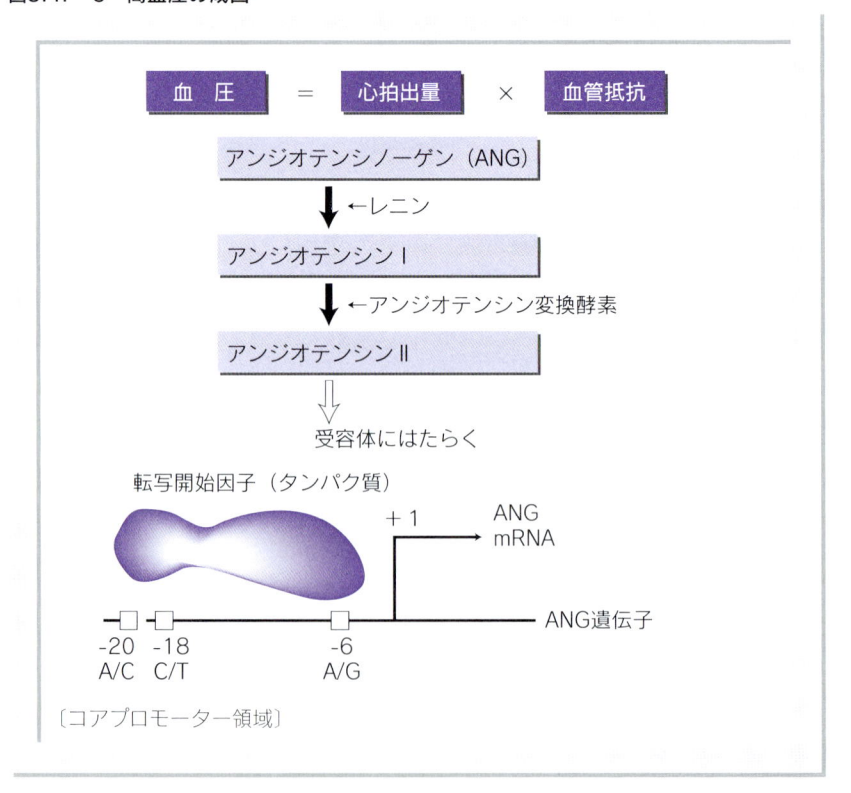

3.2. 肥満と分子栄養学

　わが国における肥満症の割合は年々増加しており，生活習慣病の原因として注目を集めている。日常最も頻繁に出くわす病気のひとつであり，正確な知識を身につけておきたい。ここでは，実際に患者に出くわした際を想定し，①本当に肥満か？，②肥満の原因は何か？，③どのような肥満が危険か，④どのようにすれば肥満を解消できるか，を分子生物学的な知識の裏打ちのもとで理解できるよう，また栄養指導に役立てられるよう構成・記述した。

1 肥満とは

　肥満は脂肪組織が過剰に蓄積した状態である。現在，肥満の判定には種々の方法があるが，ここでは国際的に用いられている BMI（body mass index）について記す。

$$BMI = \frac{体重（kg）}{身長（m）^2}$$

　BMI は上記の式より求められ，BMI が男性：20〜25，女性：19〜24 を正常体重，男女とも 30 以上を肥満としている。これは，BMI が 22 の場合に最も死亡率が低いことに基づいている。

　例えば，身長 150cm，体重 70kg の場合は $70/(1.5 \times 1.5) = 31.1$ となり，BMI が 30 を超えているため肥満と診断される。

りんご型肥満と洋なし型肥満

　BMI のほかに，ウエスト（W）とヒップ（H）を測定することにより判定する方法がある。ウエストとヒップの比（W/H）が 1.0 以上を上半身肥満（りんご型肥満），1.0 以下を下半身型肥満（洋なし型肥満），に分類する。上半身肥満は下半身肥満に比べ生活習慣病の合併が多い。

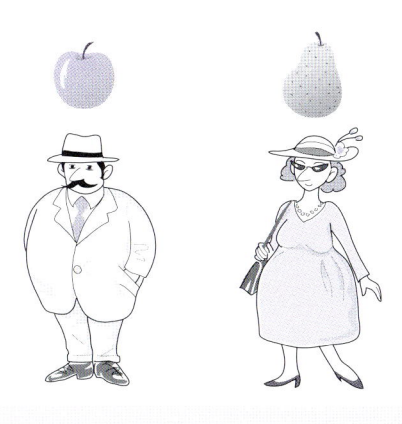

第3章　生活習慣病と分子栄養学

2 肥満の分類

1）成因による分類

二次性肥満
遺伝性疾患，視床下部疾患，内分泌疾患，代謝疾患や薬剤の服用などからひき起こされる肥満。肥満症全体の10％に満たないが，適切な食事，運動療法が行われているにもかかわらず，肥満症が改善しない人は上記の疾患を考慮する必要がある。

　肥満はその成因により，原発性肥満と二次性肥満に分類される。原発性肥満は肥満症の約90％を占める。成因によっては，通常行われている運動療法や食事療法を行わずとも，肥満の解消が可能な疾患も存在する。きちんと肥満症の成因を理解することが重要である。二次性肥満の例をあげれば一部の脳腫瘍は摂食中枢を刺激するため肥満をきたす。このような場合は腫瘍の切除を行うことで肥満が解消されうる。

図3.2.-1　肥満の成因

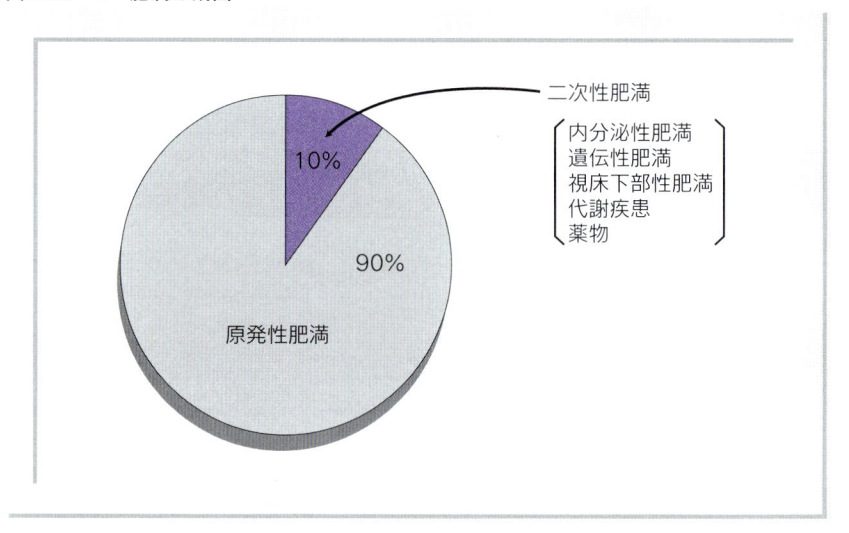

2）脂肪の体内分布による分類

　脂肪組織の蓄積部位により，内臓脂肪が過剰に蓄積した内臓脂肪型肥満と，皮下脂肪が過剰に蓄積する皮下脂肪型肥満に分けられる。内臓脂肪型肥満は皮下脂肪型肥満に比べ，糖尿病，高脂血症，高血圧などの生活習慣病をひき起こしやすい。

内臓脂肪と生活習慣病

　近年，生活習慣病を合併した肥満症患者に対し，全体脂肪のわずか1％前後の内臓脂肪を摘出することにより生活習慣病の改善が報告され，内臓脂肪組織の重要性が示された。将来は，身体に障害をもつため運動療法などが困難な生活習慣病患者に対する内臓脂肪摘出の臨床応用が期待される。

3 肥満の原因

肥満症の90％を占める原発性肥満の原因について述べる。

（1）運動不足

運動不足は単に消費エネルギーの低下をきたすだけでなく，インスリン抵抗性や脂肪合成酵素の活性化により脂肪が蓄積しやすくなる。

（2）食習慣の変化

現代では，生活習慣の変化にともない食習慣も変化してきている。朝食抜きなどの摂食回数の減少や深夜（就寝前）の食事は，1日の総消費エネルギーを減らす。また，食の欧米化にともなう脂肪摂取の増加は，エネルギー過剰状態になるだけでなく，脂肪細胞での脂肪合成に関与する転写因子にはたらきかけ脂肪が蓄積しやすくなる。

（3）過　食

現代の日常生活において，様ざまな種類のストレスは避けて通ることができない。ストレスが過剰になると，食べることでストレスを解消しようとするため，過食によるエネルギー過剰状態をひき起こす。

図3.2.-2　肥満症の原因

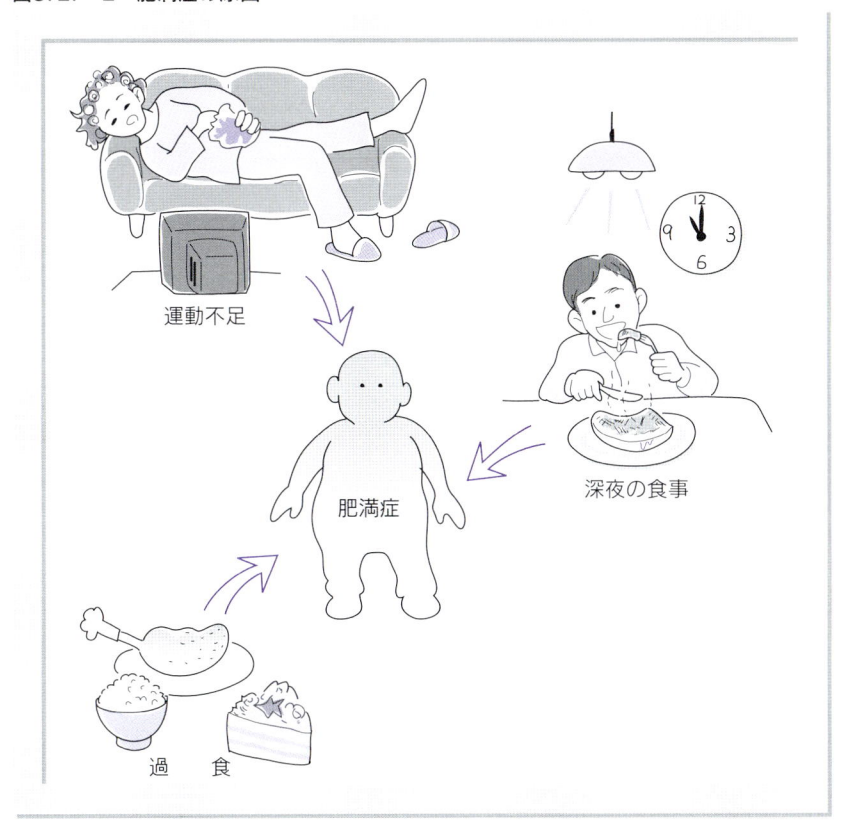

4 肥満の分子メカニズム

脂肪組織は，白色脂肪組織と褐色脂肪組織に大きく分けられる。ここでは生活習慣病の原因と考えられる白色脂肪組織の過剰蓄積の分子メカニズムについて述べる。

脂肪組織の過剰状態は，①中胚葉性多機能幹細胞から前駆脂肪細胞への分化誘導刺激と，それに引き続く②前駆脂肪細胞の増殖と成熟脂肪細胞への分化によってひき起こされる。

1）脂肪細胞分化誘導因子

（1）インスリン，インスリン様増殖因子

摂食により血液中のインスリンは増加する。インスリンおよびインスリン様増殖因子（IGF；insulin-like growth factor）-1は，前駆脂肪細胞の細胞膜に存在するインスリン受容体に結合し，細胞内基質であるIRS (insulin receptor

白色脂肪組織と褐色脂肪組織

白色脂肪組織は余剰のエネルギーを脂肪に変換して貯蔵するはたらきをもち，全身に広く存在する。褐色脂肪組織は過剰なエネルギーを熱として放出するはたらきをもち，肩甲骨の間，腋窩に存在する。運動時に背中や脇の下に汗が出てくるのは，褐色脂肪組織が熱を放出しているためである。

中胚葉性多機能幹細胞

非常に高い増殖能と自己複製能をもち，種々の間葉系の細胞（筋肉，脂肪，骨，靱帯など）に分化しうる単一細胞由来の細胞。

図3.2.-3 脂肪細胞分化を誘導する分子

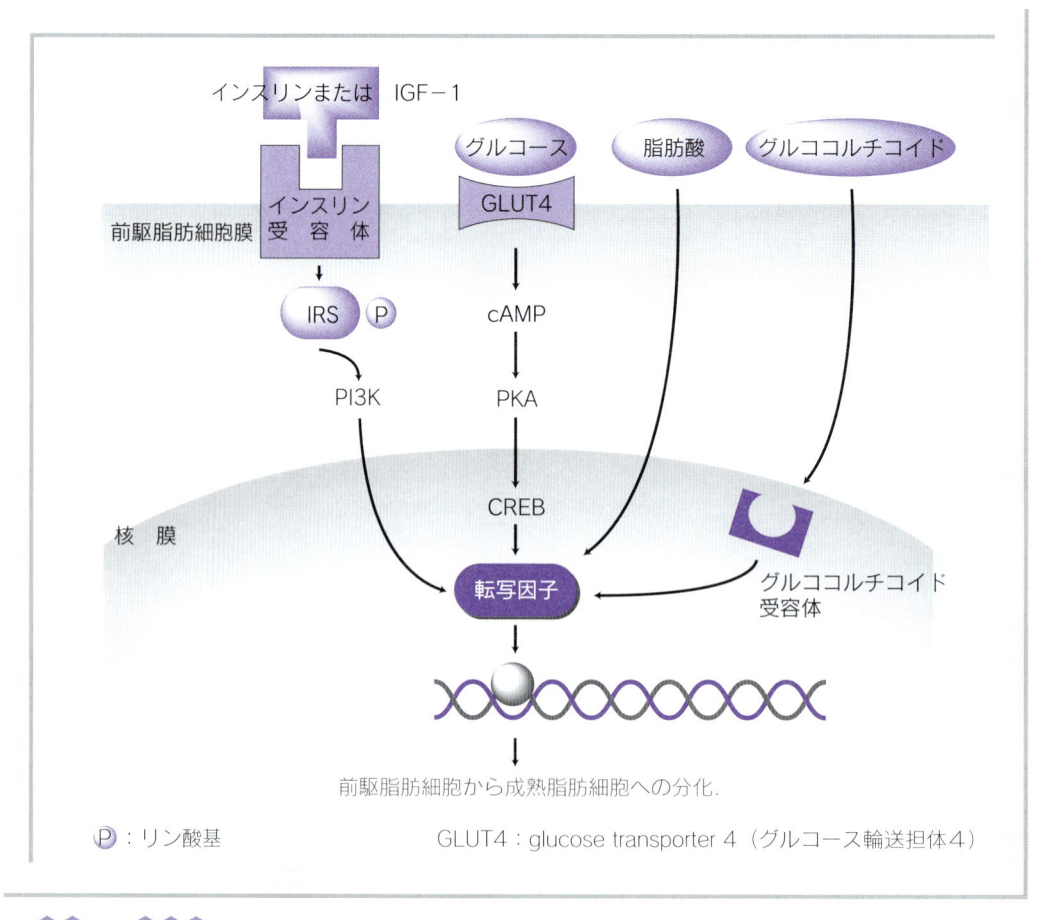

Ⓟ：リン酸基　　GLUT4：glucose transporter 4（グルコース輸送担体4）

substrate）-1を活性化（リン酸化）する。活性化されたIRS-1は脂質リン酸化酵素であるホスファチジルイノシトール3-キナーゼ（PI3K；phosphatidylinositol triphosphate kinase）を活性化して，脂肪細胞の分化を制御する転写因子にはたらき，分化を誘導する（図3.2.-3）。

（2）サイクリックAMP（cAMP）

糖質を摂食することにより，グルコースがその輸送担体を介して細胞内に入ることで細胞内サイクリックAMP（cAMP；cyclic adenosine monophosphate）が増加する。cAMPはプロテインキナーゼA（PKA；protein kinase A）を活性化し，cAMP反応領域結合タンパク質（CREB；cAMP-responsive element binding protein）を活性化する。活性化された，CREBは脂肪細胞の分化を制御する転写因子にはたらき，分化を誘導する。

（3）脂肪酸

食事に含まれる脂肪酸，特に多価不飽和脂肪酸，およびその代謝産物は脂肪細胞の分化を制御する転写因子に直接はたらき，分化を誘導する。

（4）グルココルチコイド

グルココルチコイドは，脂肪細胞の核内に存在するグルココルチコイド受容体に結合する。その後，脂肪細胞の分化を制御する転写因子にはたらき，分化を誘導する。

2）成熟脂肪細胞の形成過程

（1）前駆脂肪細胞の発生

前駆脂肪細胞は中胚葉性多機能幹細胞から発生すると考えられている。

（2）前駆脂肪細胞の増殖

形成された前駆脂肪細胞は増殖をはじめる。ある一定の増殖を終えると，前駆脂肪細胞は増殖を一度停止する。

（3）脂肪細胞のクローン増殖と終末分化

一度増殖を終えた前駆脂肪細胞が前述の分化誘導因子の刺激を受けることで再び数回の増殖を繰り返す。この現象はクローン増殖（clonal expansion）と呼ばれる。クローン増殖を終えると，脂肪細胞に特異的な遺伝子が発現しはじめる。

（4）終末分化

最終段階は終末分化と呼ばれ，脂肪細胞は細胞質に脂肪滴を含有した特有の形態，機能を獲得する。

この分化過程を主に制御しているのは，ロイシンジッパー型転写因子であるC/EBP（CCAAT/enhancer-binding protein）と，レセプター型転写因子のPPARγ（peroxisome proliferator-activator-γ）である。C/EBPとPPARγは互いに作用して前駆脂肪細胞を成熟脂肪細胞へと分化させる（図3.2.-4）。

リン酸化
タンパク質のセリン，スレオニン，チロシンなどのアミノ酸残基にリン酸基を結合させる反応。多くのタンパクはリン酸基が結合することにより，タンパクの立体構築が変化するとともに，その機能が調節される。

キナーゼ
リン酸化を触媒する酵素。

第3章 生活習慣病と分子栄養学

図3.2.-4 脂肪細胞の発生と分化

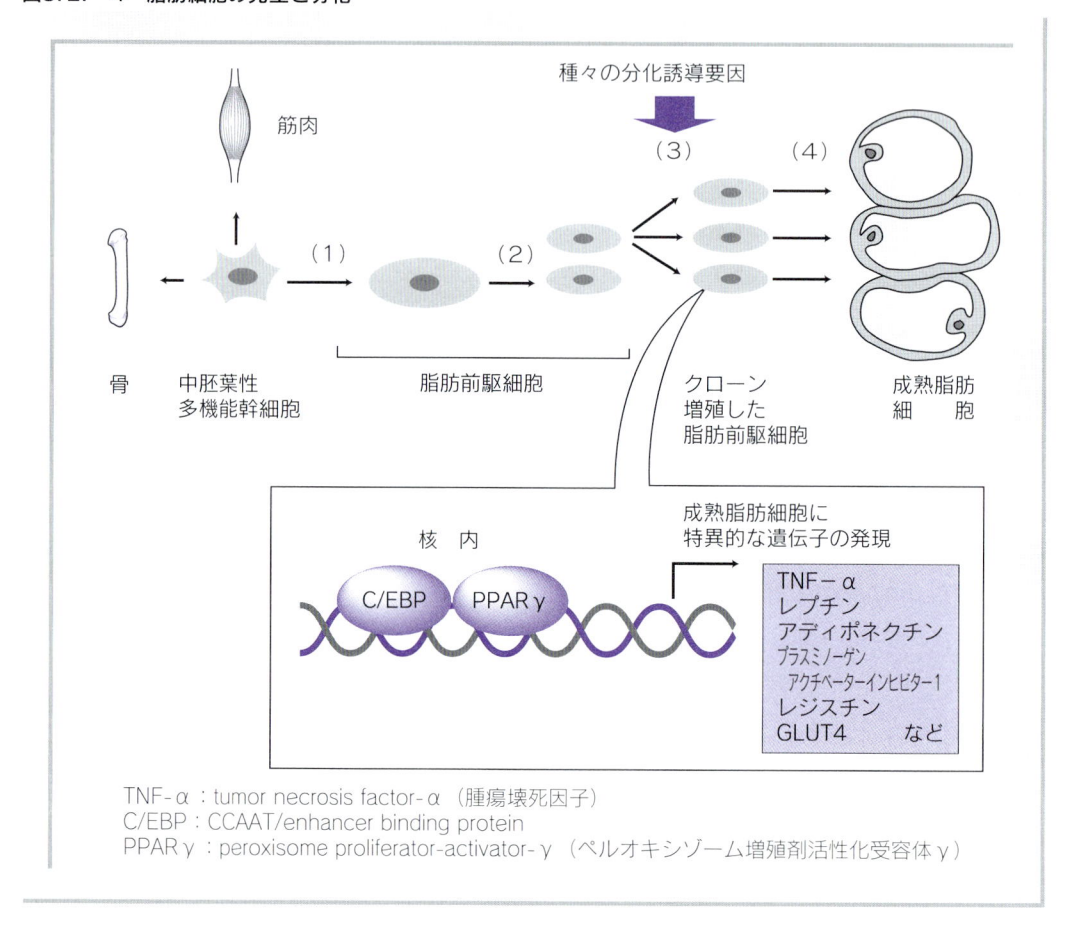

TNF-α : tumor necrosis factor-α（腫瘍壊死因子）
C/EBP : CCAAT/enhancer binding protein
PPARγ : peroxisome proliferator-activator-γ（ペルオキシゾーム増殖剤活性化受容体γ）

5 成熟脂肪細胞の特徴

1）エネルギー蓄積の分子メカニズム

終末分化を終えた成熟脂肪細胞では，グルコースのとり込みをつかさどるグルコーストランスポーター（GLUT；glocose transporter）4，リポタンパク質中の中性脂肪を加水分解し脂肪細胞に遊離脂肪酸を供給するリポタンパク質リパーゼ（LPL；lipoprotein lipase），脂肪合成を行うアシルCoA合成酵素（ACS；acyl-CoA synthetase），などのエネルギー蓄積にかかわる種々の酵素タンパク質遺伝子発現量が増加している。これらの変化により成熟脂肪細胞はエネルギーを貯蓄する（図3.2.-5）。

加水分解
2.2.脂質の項（p.24）を参照。

2）アディポサイトカイン

成熟脂肪細胞の発現遺伝子パターンの特徴は，多くの内分泌タンパク質遺伝

図3.2.-5　脂肪蓄積のメカニズム

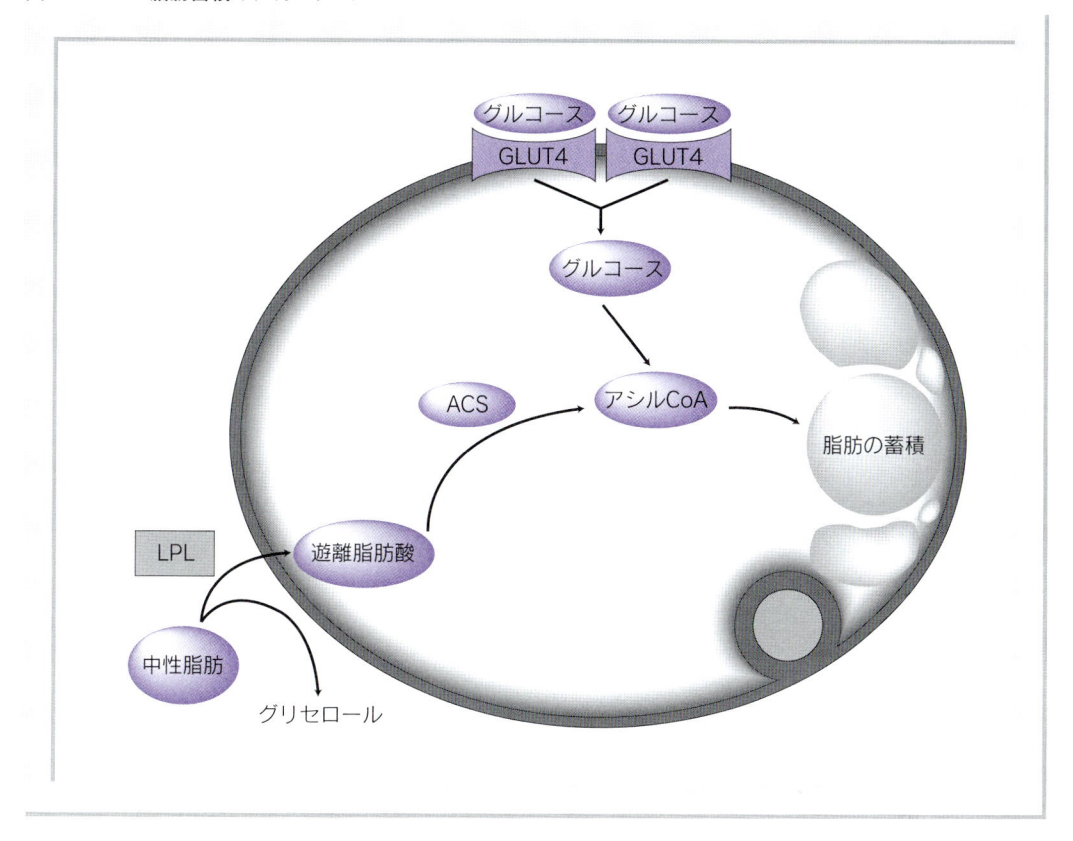

子を発現している点である。このことより，脂肪組織が生体内最大の内分泌臓器であると考えられるようになり，脂肪組織由来内分泌因子を総称してアディポサイトカインと呼ぶようになった。

主要な5つのアディポサイトカインについて概説するが，これらの因子が脂肪組織より分泌され，他臓器に影響をおよぼすことで，生活習慣病を引き起こす（図3.2.-6）。

（1）TNF-α

脂肪組織では腫瘍壊死因子（TNF-α；tumor necrosis factor-α）の遺伝子およびタンパク質が豊富に発現している。脂肪組織より分泌されたTNF-αは，肝臓，筋肉の糖利用を妨げ，インスリン抵抗性をひき起こし，糖・脂質代謝異常をもたらす。

（2）レプチン

レプチンは脂肪細胞より分泌されるホルモンである。視床下部食欲中枢に作用して，食欲を抑制するだけでなく，骨格筋での脂肪酸酸化を促進することで，エネルギー消費を増強し，脂肪量を減少させる。

肥満者はレプチン抵抗性のため，レプチン濃度が上昇している。

第3章 生活習慣病と分子栄養学

図3.2.-6 アディポサイトカイン

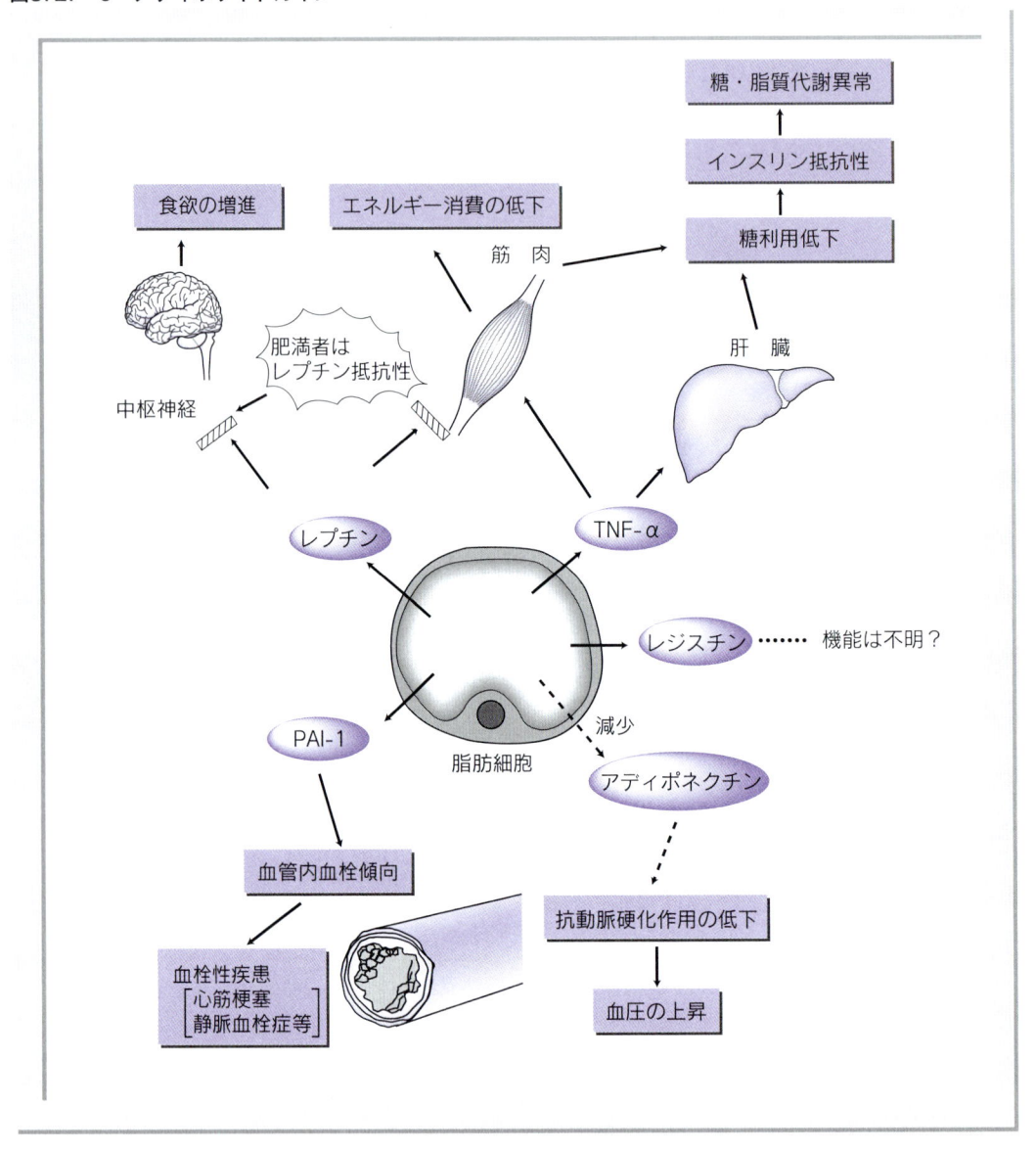

（3）アディポネクチン

　アディポネクチンも脂肪細胞より分泌されるタンパク質である。他のアディポカインと異なるのは、肥満症の患者では血中濃度が低下し、肥満症の改善とともにその濃度が増加することである。

　アディポネクチンは障害を起こした血管に結合し、血管平滑筋の増殖を抑制する。また、血管内皮細胞にはたらき、単球の血管内皮への結合を妨げる。さらには、マクロファージの貪食能およびTNF-α産生を抑える。

　つまり、肥満者では抗動脈硬化作用をもつアディポネクチンの分泌が低下し

マクロファージと動脈硬化
血液中の脂質濃度が高いと、動脈壁に脂質が沈着する。マクロファージ（貪食細胞）はその脂質を貪食するが、その際、多様な因子（TNF-αなど）を放出するため動脈壁が肥厚し、動脈硬化がひき起こされる。

（4）プラスミノーゲンアクチベーターインヒビター1（PAI-1）

内臓脂肪組織では、PAI-1の遺伝子およびタンパク質の発現が増強している。PAI-1の増加は、血管内を血栓形成傾向に傾ける。このPAI-1の増加が心筋梗塞、静脈血栓症などの血栓性疾患の発症につながると考えられる。

（5）レジスチン

近年同定された。脂肪細胞から特異的に分泌され、インスリン抵抗性に関連するタンパク質である。レジスチンの遺伝子、タンパク質発現量は肥満症にて増加することが知られているが、その詳細は不明である。

PAI-1と血栓形成傾向
動脈硬化で動脈壁が障害されると、障害部位に血栓が形成される。正常であれば、血栓は流血中のプラスミノーゲン（PA；plasminogen）により溶解され、なくなるが、肥満症ではPAのはたらきを抑制するPAI-1が増加しているため、血栓は溶解されにくくなる。

PPAR-γ

地球誕生から現在にいたる長い歴史のうち、ほとんどの時代において生物は食糧不足のなかで生息を続けてきた。そのため、生体は飢餓への適応反応として、食物を得ることができたときには、そのエネルギーを体内に貯蓄するメカニズムを確立させてきた。そのメカニズムの主役をなすのが転写因子である"PPAR-γ"であり、コードする遺伝子を倹約遺伝子という。

飽食の現在、このPPAR-γは脂肪合成にはたらく悪役のように扱われているが（PPAR-γを抑制する薬まで販売されている）、実は、これまで人類を飢餓から救ってくれた立役者なのである。

---

6 運動による肥満解消の分子メカニズム

肥満患者の治療目的は、生活習慣病の発症を予防することである。いうまでもなく、食事療法は原発性肥満症の根本的な原因療法である。しかしながら、現代の食文化では食事療法単独で解消しうる肥満症は少なく、ほとんどの場合、運動療法が補助療法として行われている。肥満解消における運動療法のメカニズムについて紹介する。

運動による抗肥満作用は、①筋収縮によるエネルギーの消費、②筋肉重量の増加による基礎代謝率の亢進、③種々の転写因子を介した内臓脂肪組織における脂肪合成酵素の低下、④筋細胞内でのミトコンドリア数の増加による酸化能力の向上、などによる。このように、運動はエネルギーを消費するだけでなく、エネルギーが体にたまりにくい体質を作り出す。

これまで、ただのエネルギーの貯蔵庫としか考えられてなかった脂肪組織が、現代の分子生物学的手技を用いることで、生体内最大の内分泌臓器と考えられるようになった。脂肪組織に対する研究はまだ始まったばかりであり、これか

ら様ざまな知見が蓄積されていくと思われる。

図3.2.-7　運動療法のメカニズム

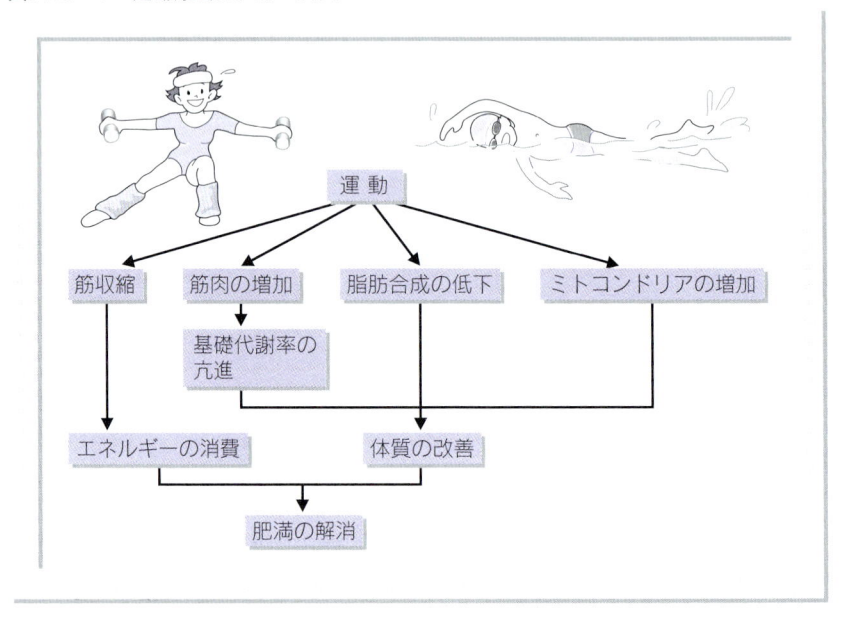

3.3. 糖尿病と分子栄養学

糖尿病は読んで字のごとく，尿に糖がでてくる病気である。どうして，尿に糖がでてはいけないのだろうか？

尿は血液が腎臓の糸球体で濾過され，さらに尿細管で再吸収や分泌を受けて作られる。つまり，尿に糖がでるということは多くの場合，血液中の糖濃度が高いということを意味する。そして，このような高血糖の状態が持続すると末梢神経，網膜，腎臓などが障害を受け，さらには死に至ることもある。このような重篤な合併症を引き起こすこと，また，近年の食生活の欧米化にともない患者数が急激に増加したことにより糖尿病は大きな注目をあび，さかんに研究が行われるようになった。

これまで，糖尿病は過食や運動不足といった後天的な要因が主な原因と考えられてきたが，近年，分子生物学的な手法の発達により遺伝子レベルでの原因が解明されつつある。

ここでは細胞内で起こっている分子生物的な変化についての解説を行い，同時に糖尿病の全体像を把握できるよう構成した。また，インスリン作用，糖尿病における遺伝子異常，倹約遺伝子，および糖尿病合併症についても述べる。

1 糖尿病とは

糖尿病は，様ざまな原因による膵臓ランゲルハンス島のβ細胞からのインスリン分泌低下あるいは肝臓，筋肉等のインスリン標的臓器におけるインスリン作用障害，β細胞機能にかかわる遺伝子異常，妊娠，ホルモン異常のために高血糖をきたす疾患群である。

2 糖尿病の診断

糖尿病は以下に示す3項目のうち，1項目満たせば，糖尿病と診断できる。静脈血において，

①随時血糖値が200mg/dl 以上。

②空腹時血糖値が126mg/dl 以上。

③75g 糖負荷試験2時間値が200mg/dl 以上。

例えば，以下のような人が，糖尿病といえる。

①時間に関係なく，血糖値が200mg/dl 以上の人。

②朝食前の血糖値が126mg/dl 以上の人。

③75gのブドウ糖を含むジュースを飲んだ後，2時間後の血糖値が200 mg/dl 以上の人。

β細胞
ホルモンを産生するランゲルハンス島はα細胞，β細胞，δ細胞をはじめ数種類の細胞から構成されている。α細胞はグルカゴン（血糖上昇）を，β細胞はインスリン（血糖下降）を，δ細胞はソマトスタチン（グルカゴンやインスリンの分泌調節）を分泌する。血糖の上昇・下降・コントロールを行うホルモンがまさに隣り合わせで存在している。

第3章　生活習慣病と分子栄養学

図3.3.-1　糖尿病の成因

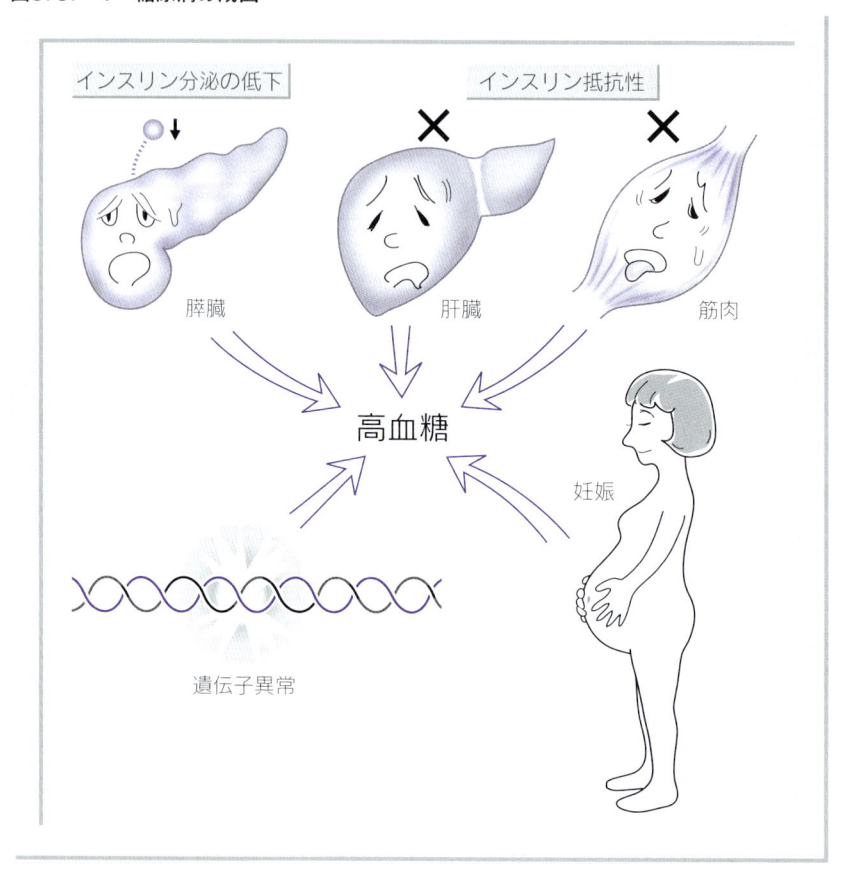

3 糖尿病の分類

糖尿病はその成因により，以下の5つに大きく分けられる。最も多くみられるものはⅡ型糖尿病である。
　①膵β細胞の破壊によるインスリン分泌の減少が原因で発症するⅠ型糖尿病。
　②インスリン分泌不全とインスリン抵抗性が原因で発症するⅡ型糖尿病。
　③特定の遺伝子異常による糖尿病。
　④妊娠にともなう糖尿病。
　⑤その他の疾患にともなう糖尿病。

4 インスリン

各々の糖尿病の病態を整理して理解するには，はじめにインスリンの生成，分泌，作用，さらには細胞内での伝達機序を理解する必要がある。

1）インスリンの生成，分泌機構

インスリンは膵臓のランゲルハンス島にあるβ細胞で生成，分泌される。インスリンはβ細胞内の粗面小胞体においてプロインスリンの形で生成される。プロインスリンは粗面小胞体からゴルジ（golgi）装置に送られ，分泌顆粒の形をとる。分泌顆粒内に存在する酵素によって，プロインスリンはインスリンとC-ペプチドに切断され，血中に放出される。

図3.3.-2 インスリン分泌機構

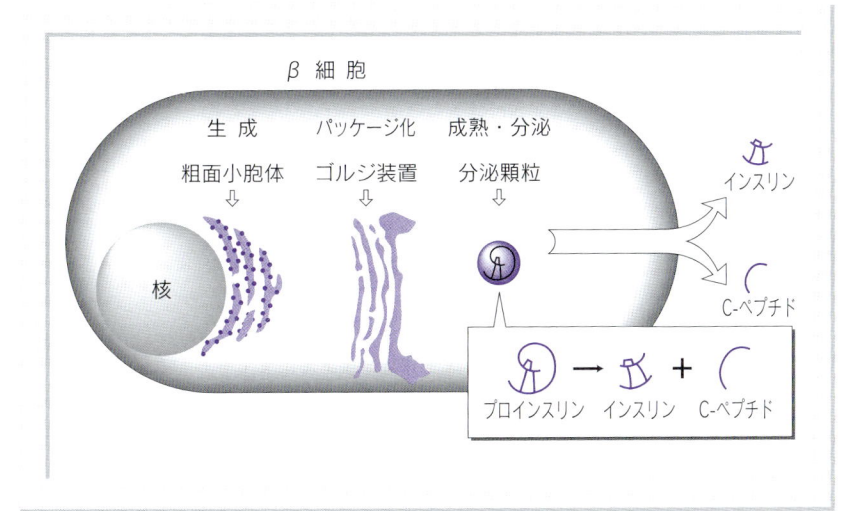

粗面小胞体
2.2.脂質の項（p.26）を参照。

ゴルジ装置
タンパク質に糖鎖を転移する細胞内小器官。大部分のタンパク質は糖による化学修飾を受けてはじめて細胞外への分泌が可能になる。他の細胞内小器官で細胞内消化を行うライソゾームなどの形成も行う。

分泌顆粒
様ざまな刺激により形質膜と融合し内容物を細胞外に放出するはたらきをもつ。

2）インスリンの作用

インスリンは生体内のあらゆる組織に存在するインスリン受容体を介して多様な作用を発揮する。表3.3.-1に各組織におけるインスリンの作用を記したが，大まかには血中の糖をとり込み，グリコーゲンや脂肪などのエネルギー源を合成し，細胞を増殖させる方向にはたらくと記憶すると理解しやすい。

3）インスリン刺激の細胞内伝達機構

インスリンは標的細胞の細胞膜に存在するインスリン受容体に結合することで，細胞内に刺激を伝える。

インスリン結合受容体は，IRS（insulin receptor substrate）の活性化（チロシンリン酸化）→ PI3K（ホスファチジルイノシトール三リン酸キナーゼ）の活性化→ Akt/Protein kinase Bの活性化を経て，種々の代謝作用を発揮する。

また，インスリン結合受容体は，Shc（src homology and collagen）を介し，MAP（mitogen activated protein）キナーゼ（MAPK）を活性化することで細胞増殖能を活性化する。

受容体
インスリンをはじめとしたホルモンは，血液中にはごく微量しか存在しない。このため，細胞は微量のホルモンを識別，結合し，その刺激を細胞内に伝えるものが必要となる。この役割を担うのが受容体である。

第3章 生活習慣病と分子栄養学

シグナル伝達分子（IRS, PI3K, Akt / Protein kinase B, Shc, MAPキナーゼ）

膵臓のβ細胞から放出されたインスリンは標的細胞（肝細胞や筋細胞など）の表面に存在する受容体に結合することでその役目を終える。その後のインスリンの刺激はシグナル伝達分子によって核内に伝えられ，目的の遺伝子の転写が活性化される。その後翻訳されたタンパク質が生物学的な活性をもって働くことになる。ここに取り上げた，IRS, PI3K, Akt / Protein kinase B, Shc, MAPキナーゼはシグナル伝達分子たちでインスリンが標的細胞の核に刺激を伝えるための通り道と理解していただきたい。

表3.3.-1 インスリンの作用

臓器	作用
肝臓	糖新生抑制
	グリコーゲン分解抑制
	グリコーゲン合成促進
	脂肪合成
	肝細胞増殖
骨格筋	糖とり込み
	グリコーゲン合成促進
	アミノ酸とり込み
	タンパク合成促進
	タンパク分解抑制
脂肪組織	糖とり込み
	脂肪合成促進
	脂肪分解抑制
	リポタンパクリパーゼ合成・分泌促進
腎臓	糖新生抑制
	Na再吸収促進
血管内皮	血管拡張・血流増加
膵α細胞	グルカゴン分泌低下

肝臓におけるインスリンの抵抗性

　近年の分子生物学的な手法の進歩により，動物モデルを用いて各臓器ごとにインスリン受容体を欠損させることが可能となった。この手法を用い，"どの臓器でインスリンがはたらかなくなると糖尿病になるか？"といったことが検討された。

　これまで，骨格筋でのインスリンの作用低下が糖尿病の発症に重要視されてきたが，骨格筋のインスリン受容体を欠損させても軽度の糖代謝異常をひき起こすだけであった。一方，肝臓のインスリン受容体を欠損させた場合は糖尿病を発症した。このことから，これまであまり注目されてなかった"肝臓におけるインスリン抵抗性"の重要性がクローズアップされてきた。

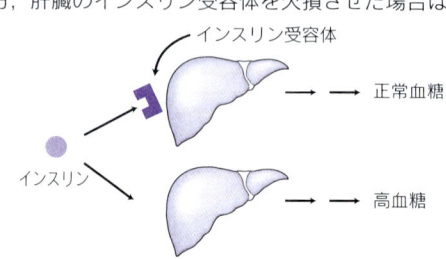

図3.3.-3 インスリン情報伝達経路

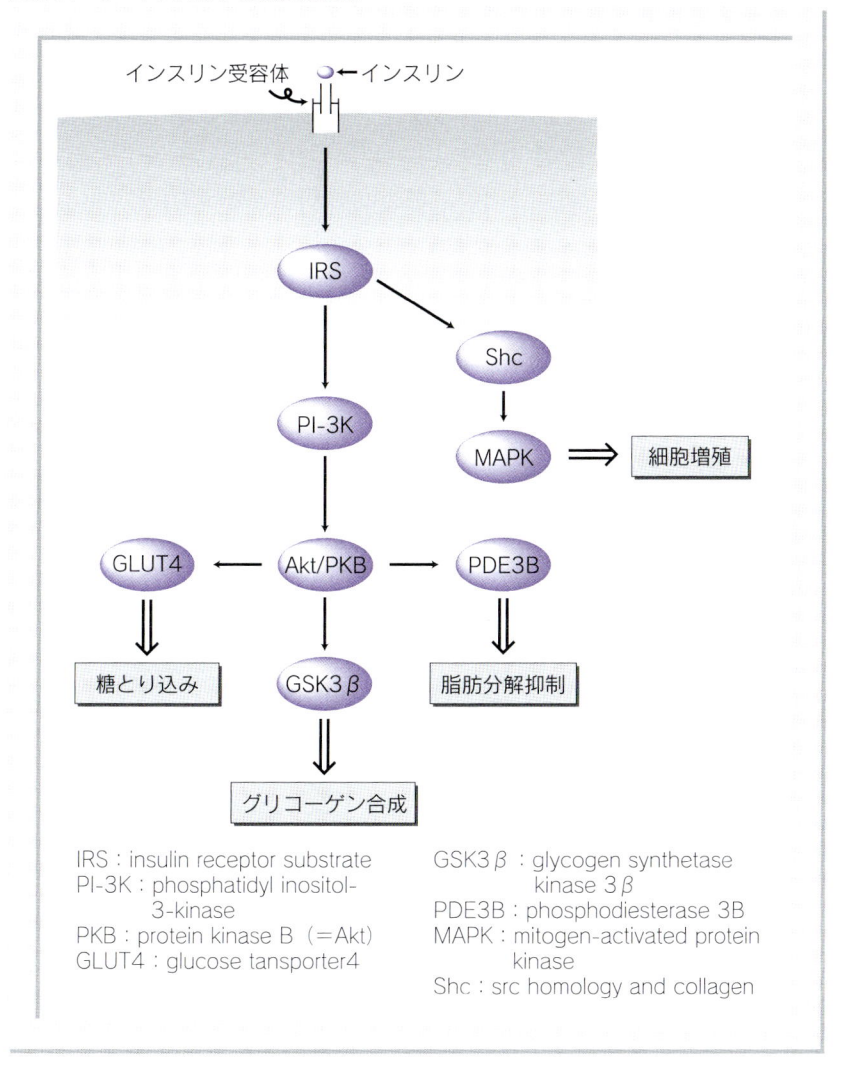

IRS : insulin receptor substrate
PI-3K : phosphatidyl inositol-3-kinase
PKB : protein kinase B (=Akt)
GLUT4 : glucose tansporter4
GSK3β : glycogen synthetase kinase 3β
PDE3B : phosphodiesterase 3B
MAPK : mitogen-activated protein kinase
Shc : src homology and collagen

第3章 生活習慣病と分子栄養学

5 Ⅰ型糖尿病

Ⅰ型糖尿病は膵β細胞の破壊により、インスリン分泌が枯渇をきたし、高血糖にいたる疾患である。つまり、インスリンの生成が障害を受けた（インスリン生成工場である膵β細胞が破壊された）疾患である（図3.3.-4）。

Ⅰ型糖尿病患者の9割以上にHLA classⅡ遺伝子異常がみられること、またTリンパ球の膵β細胞への浸潤が認められることから、遺伝子異常がTリンパ球を活性化していると推測される。この状態に、ウイルス感染、ニトロソ化合物の摂取等の環境因子が加わり、発症すると考えられる。

HLA class Ⅱ
HLA（human leukocyte antigen）は、主要組織適合抗原複合体系（MHC; major histocompatibility complex）ともよばれる。HLAは細胞の膜に存在するタンパク質で、構造上class Ⅰとclass Ⅱに分けられる。class Ⅰはほとんどすべての細胞に発現しているが、class Ⅱはマクロファージなどの抗原提示細胞に主に発現している。

図3.3.-4 Ⅰ型糖尿病の病態

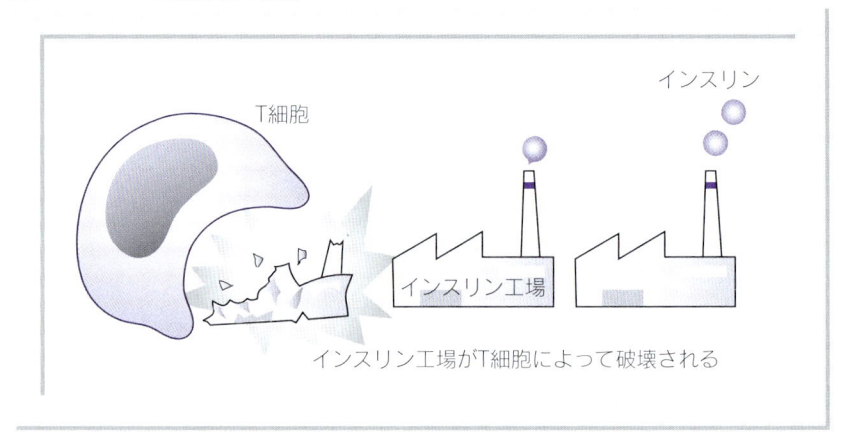

6 Ⅱ型糖尿病

Ⅱ型糖尿病の発症原因は、インスリン分泌不全とインスリン抵抗性に大別することができる。インスリン分泌不全は複数の遺伝的要因から形成される。インスリン抵抗性は環境因子（過食、運動不足など）により、ひき起こされる。

1）インスリン分泌不全

インスリン分泌不全は、インスリンの生成、分泌が障害された病態である。Ⅰ型糖尿病と異なるのは膵β細胞（インスリン工場）が破壊されるのではなく、膵β細胞内の遺伝子に異常があるためインスリンが生成、分泌されない点である（工場は存在するがうまく稼働していない状態）。以下に既知の遺伝子異常について概説する（図3.3.-5）。

（1）インスリン遺伝子異常

糖代謝を調節するインスリン自体に異常が起これば、インスリンが正常に機能しなくなり糖尿病を発症する。

図3.3.-5 インスリン分泌不全の病態

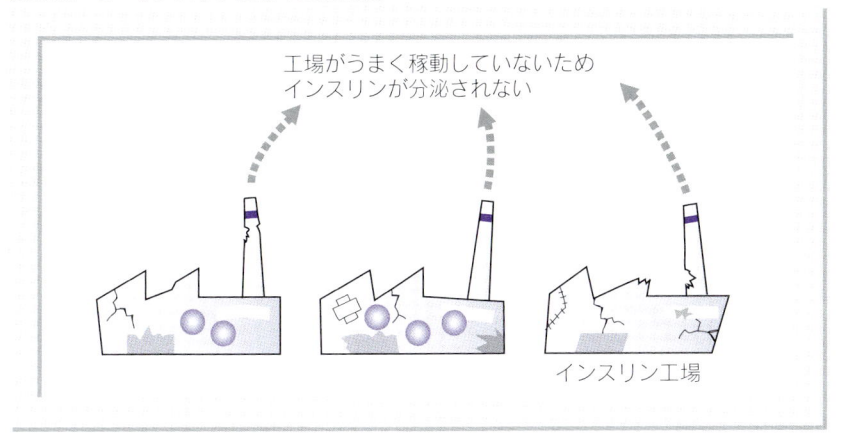

工場がうまく稼動していないため
インスリンが分泌されない

インスリン工場

（2）ミトコンドリア遺伝子異常

インスリンが膵β細胞から生成，分泌される際，多大なエネルギーを必要とする。ミトコンドリアはエネルギー産生の場であり，そのミトコンドリアに異常をきたせば，インスリンが生成，分泌されなくなるだけでなく，膵β細胞自体も機能異常をひき起こし，糖尿病を発症する。

（3）MODY

常染色体優性遺伝の形式をとり，若年で糖尿病を発症するものを MODY (maturity-onset diabetes of the young) と呼ぶが，近年の分子生物学的な手法の発達により5つの遺伝子異常が特定され，それぞれ MODY1, 2, 3, 4, 5 と命名された（表3.3.-2）。

常染色体優性遺伝
人間の染色体は父親と母親から片方ずつ受け継ぎ全部で23対（46個）ある。そのうちの1対は性染色体で，性を決定するはたらきをもつ。残りの22対を常染色体という。ある疾患において常染色体優性遺伝とは，ある異常遺伝子が一方の常染色体上に存在すれば，その形質が優性遺伝（異常遺伝子が対の一方にあれば発症する）する場合の遺伝形式である。

表3.3.-2 MODYの原因遺伝子，特徴、頻度

分類	原因遺伝子	遺伝子産物の機能	特徴	頻度
MODY1	HNF-4	脂質系の調節 HNF-1の調節	やせ型	2%
MODY2	グルコキナーゼ	グルコースからグルコース6リン酸への変換		稀
MODY3	HNF-1α	β細胞への糖のとり込み	やせ型	8～20%
MODY4	IPF-1	インスリン分泌調節 膵の形成		稀
MODY5	HNF-1β	HNF-1αとヘテロダイマーを形成	やせ型 腎弊害をともなう	2%

HNF : hepatocyte nuclear factor.（肝細胞核因子）
IPF : insulin promoter factor（インスリンプロモーター因子）

2）インスリン抵抗性

インスリン抵抗性とは，血糖の恒常性を保つために正常域以上のインスリンを必要とする状態である。インスリン抵抗性の評価法には種々の方法があるが，容易に評価することが可能な HOMA-R（homeostasis model assessment）の式について記す。

HOMA-R＝［空腹時血糖（mg/dl）×空腹時血清インスリン（μU/ml）］÷405

（正常人の値が1.0になるよう405で除する）

HOMA-R は値が大きいほどインスリン抵抗性であることを示す。正常人ではHOMA-Rは1.0～1.2を示すが，2.5以上であればインスリン抵抗性の状態にあると判断される。

例えば，空腹時血糖が90mg/dl で，空腹時インスリンは16μU/ml の場合，（90×16）÷405＝3.5となり，空腹時血糖だけでは異常がないように見えるが，HOMA-R で評価してみるとインスリン抵抗性の状態にあることがわかる。

インスリン抵抗性の病初期は膵β細胞が過剰にインスリンを分泌することで適応しようとするが，しだいに膵β細胞はオーバーワークのためインスリン分泌低下をきたし高血糖となる。インスリン抵抗性の主な成因には，インスリン受容体の異常もしくは，インスリン刺激の細胞内伝達機構異常があげられる。

（1）インスリン受容体異常症

インスリン受容体異常症は，インスリンの作用（p.91参照）の障害によって起こる。

インスリン受容体はインスリンが標的細胞においてその作用を発揮するのに必要不可欠な物である。このため，インスリン受容体異常症ではインスリン作用が発揮できないため，著明なインスリン抵抗性（高インスリン血症）をきたす。本症は女性に多く，ほかに多嚢胞性卵巣，黒色表皮症，多毛，高アンドロゲン血症を認める。ただし，糖尿病全体における本症の割合は非常に少ない。

（2）IRS 遺伝子異常

インスリン受容体基質（IRS；insulin receptor substrate）は，インスリンがインスリン受容体に結合した後，細胞内でのシグナル伝達を媒介するタンパク質である。つまり，インスリン刺激の細胞内伝達機構の障害である。

II型糖尿病患者に認められた IRS 遺伝子異常は，その下流に存在するホスファチジルイノシトール三リン酸キナーゼ（PI3K；phosphatidyl inoshitol-3-kinase）の活性化を低下させ，インスリン抵抗性を惹起すると考えられる。ただし，IRS 遺伝子が欠損したマウスではインスリン抵抗性は認められるものの，糖尿病の発症は認められなかった。すなわち，これらの遺伝子異常に環境要因が加わったときにはじめて糖尿病が発症すると考えられる。

（3）肥満症（白色脂肪細胞）

一般に，最もよく見受けられるインスリン抵抗性を示す病態は肥満症である。脂肪細胞は種々のアディポサイトカインを分泌する。そのなかでも形質転換成長因子（TNF；tumor necrosis factor）-α や遊離脂肪酸は，インスリン抵抗性をひき起こす。

> **アディポサイトカイン**
> 3.2.肥満の項（p.84）参照。

TNF-α は標的細胞の TNF-α 受容体に結合した後，スフィンゴミエリナーゼの活性化を介し，IRS のセリンをリン酸化（インスリン刺激は IRS のチロシンのリン酸化をひき起こす）することで，インスリンシグナルを抑制し，インスリン抵抗性となる。また，遊離脂肪酸は標的細胞内でセリンキナーゼを介し，IRS のセリンをリン酸化することで，TNF-α と同様にインスリン抵抗性を惹起している。

つまり，脂肪細胞由来のアディポサイトカインは，インスリン刺激の細胞内伝達機構を障害することでインスリン抵抗性をひき起こしているのである（図3.3.-6）。

図3.3.-6　肥満症におけるインスリン抵抗性発症機序

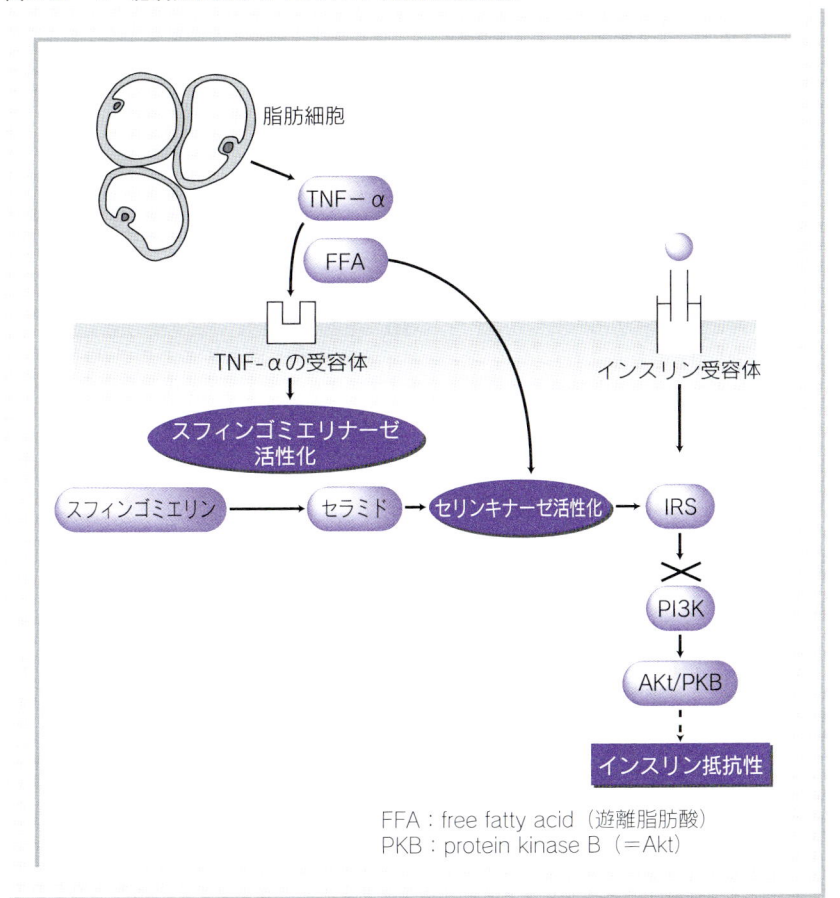

FFA：free fatty acid（遊離脂肪酸）
PKB：protein kinase B（＝Akt）

7 倹約遺伝子

これまでの生物の歴史は，その大部分が飢餓の時代であった。そのため，食物を得られるときには体内にエネルギーを蓄えるような機構が備わってきたと考えられる。このエネルギー貯蔵にはたらく遺伝子が「倹約遺伝子（thrifty genes）」と呼ばれるものである。

脂肪細胞はエネルギーを中性脂肪として貯蔵するはたらきをもち，その脂肪細胞を分化誘導するペルオキシゾーム増殖剤活性化受容体（PPAR-γ；peroxisome proliferator-activated receptor-γ）遺伝子が倹約遺伝子として，飢餓の時代において重要な役割を果たしてきたと考えられる。

PPAR-γはレチノイン酸受容体（RXR；retinoid X receptor）とヘテロ二量体を形成し，核内のPPAR応答配列部に存在している。通常は抑制タンパク

> PPAR-γ
> 3.2.肥満の項（p.87）参照。

図3.3.-7　倹約遺伝子産物の転写活性化機構

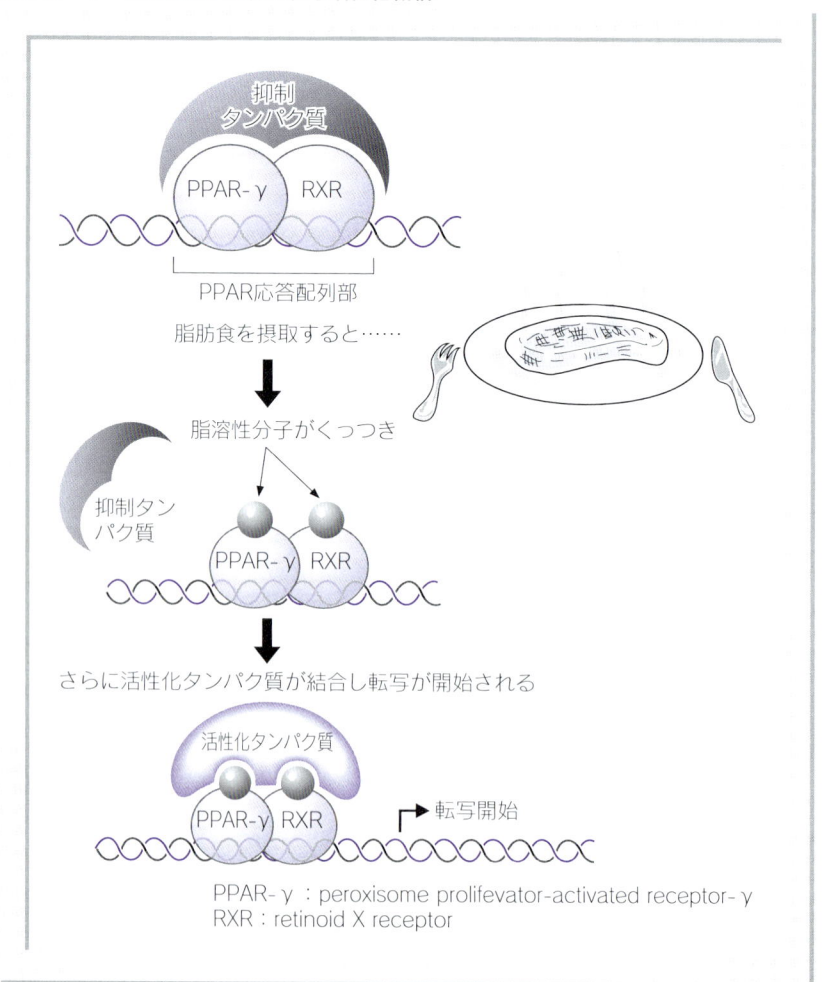

と結合し、その機能を発揮しないようにしているが、脂溶性分子（脂肪分を含む食べ物）が入ってくると、抑制タンパクが解離し、脂溶性分子と活性化タンパクが結合し、転写を開始する。

このように長い年月をかけ築き上げられた精巧な機構も、現在のような飽食の時代では、肥満をはじめとする生活習慣病をひき起こす原因となっている。

8 糖尿病の合併症

糖尿病をそのまま放置しておくと、恐ろしい合併症を引き起こしてくる。合併症は急性合併症と慢性合併症に大きく分けられる。

急性合併症は、インスリンの作用不足が高度になり、様ざまな機序で意識障害（昏睡）や急性感染症をひき起こす。慢性の合併症は血糖が高い状態が長期間持続することで、全身の血管が障害を受けることによって発症する。

糖尿病3大合併症といわれるものに、糖尿病性網膜症、糖尿病性腎症、糖尿病性神経障害がある。

糖尿病性網膜症は中年以降の失明の原因で一番多く、症状が出にくいため、症状が出る頃にはかなり病状が進んでいることが多い。

糖尿病性腎症は腎臓内の血管に障害が起こるため、腎機能低下が起こる。このため体内の老廃物を捨てることができなくなり、血液透析が必要となってくることもある。

糖尿病性神経障害により、知覚神経が障害されるとケガをしても痛みを感じなくなる。そのまま放置し進行してくると、感染・壊疽を起こし、例えば、罹患部位が足である場合には足を切断せねばならないこともある。

表3.3.-3 糖尿病の合併症

臓器	作用
急性合併症	ケトン性昏睡
	非ケトン性高浸透圧性昏睡
	乳酸アシドーシス
	感染症
慢性合併症	糖尿病性網膜症
	糖尿病性胃症
	糖尿病性神経障害
	脳血管障害
	虚血性心疾患
	糖尿病性壊疽
	白内障
	慢性感染症

第3章　生活習慣病と分子栄養学

9 ポリオール代謝異常

現在，糖尿病性神経障害の発症，進展の阻止にアルドース還元酵素阻害剤が用いられている。アルドース還元酵素はポリオール経路の律速酵素で，グルコースをソルビトールに変換する。

細胞内グルコースが増え，ポリオール経路が活性化するとニコチンアミドアデニンジヌクレオチドリン酸（NADPH；nicotinamide adenine dinucleotide phosphate）が消費されるため，一酸化窒素（NO）産生が低下し血流が低下する。また，代謝産物であるソルビトールは細胞障害性をもつ。さらに，フルクトースの最終代謝産物（AGEs; advanced glycation end-products）は組織に沈着し糖尿病性神経障害を発症，進展させる。つまり，アルドース還元酵素阻害剤はこのポリオール経路を抑制することで糖尿病性神経障害の発症，進展を予防している。

> **律速酵素**
> 通常，代謝経路は連続した酵素反応によって成り立っている。各酵素反応のうち，最も速度の遅い反応は代謝系全体の速度を決めることになるので律速反応と呼ばれ，その反応を触媒する酵素を律速酵素とよぶ。

図3.3.-8 ポリオール経路と糖尿病性神経障害の発症進展機序

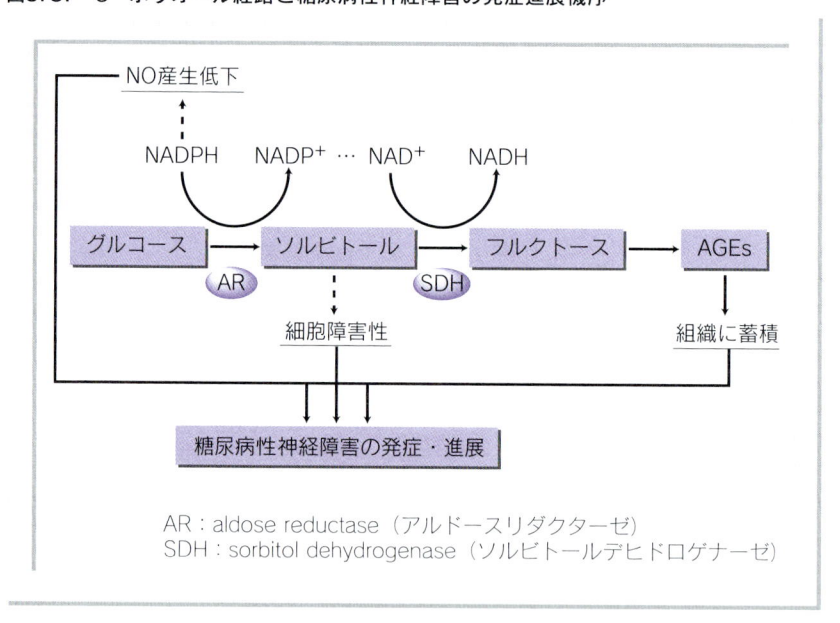

AR：aldose reductase（アルドースリダクターゼ）
SDH：sorbitol dehydrogenase（ソルビトールデヒドロゲナーゼ）

3.4. 骨粗しょう症と分子栄養学

65歳以上の高齢者が全人口の24％以上を占める現代の日本は，世界有数の高齢社会である。このような高齢社会においては生活の質（quality of life）を低下させずに高齢者が有意義な生活を営めることが求められている。

骨粗しょう症は痛みや骨折などの原因となり，高齢者の生活の質を低下させる疾患のひとつである。欧米では65歳以上の人口の15〜20％に骨粗しょう症がみられるとの報告がある。わが国での正確なデータは明らかではないが，高齢者の大腿骨頸部骨折の原因のほとんどが本疾患といわれている。

骨粗しょう症は，症状発現以前から適切な栄養生活指導を行うことで，予防することが可能である。骨粗しょう症の病態を理解し，適切な栄養指導法を行えるよう。ここでは，骨粗しょう症についての分子栄養学的な解説を行うだけでなく，骨の成長，骨形成・吸収の機序，骨軟化症，くる病についても解説する。

① 骨粗しょう症とは

体の構造体である骨はカルシウム，リン，マグネシウム，ナトリウム，重炭酸イオンなどの無機成分と，有機成分であるコラーゲンや非コラーゲン性タンパク質から構成されている。

これら骨の構成成分が変化することなく骨の量が減少し，骨折の危険性が高まっている状態を骨粗しょう症と呼ぶ。近年では，医療技術の発達により，X

図3.4.-1 骨粗しょう症の概念

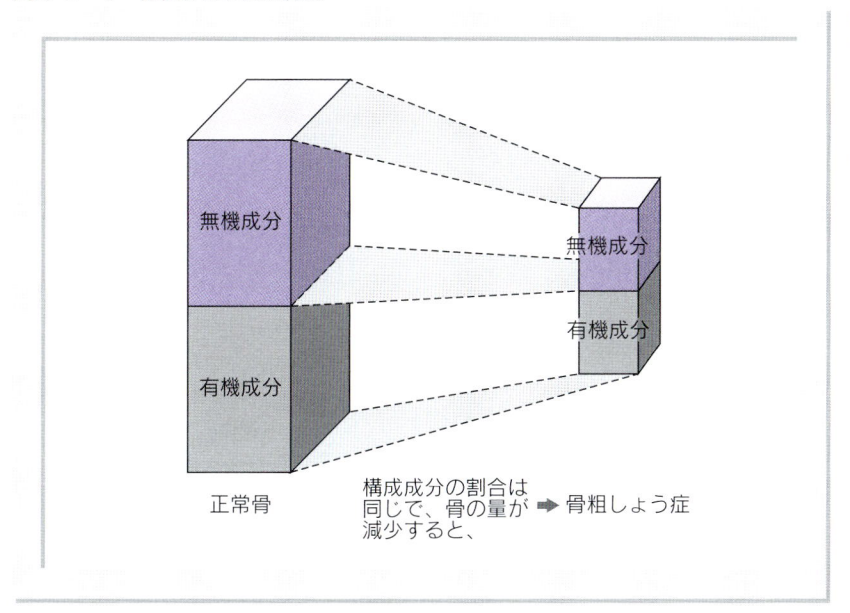

非コラーゲン性タンパク質

非コラーゲン性タンパク質は骨性タンパク質の10％以下であるが，骨形成に不可欠なものである。非コラーゲン性タンパク質の名称と作用を列挙する。
骨Gla（γ-カルボキシルグルタミン酸）タンパク；石灰化の抑制
オステオネクチン；カルシウム結合タンパク
骨シアロタンパク；接着タンパク
プロテオグリカン；コラーゲン繊維形成調節
オステオポンチン；不明。

線を用いて骨密度を測定することが可能となった。骨粗しょう症の診断は脆弱骨折がある場合，もしくは骨密度が若年成人（22〜44歳）の70%未満であることによりなされる。

❷ 骨粗しょう症の成因による分類

骨粗しょう症はその成因により，原発性骨粗しょう症と，他の疾患が原因で起こる続発性骨粗しょう症に分類される。原発性骨粗しょう症はさらにⅠ型とⅡ型に分類される。Ⅰ型は閉経後の女性に多く発症するのに対し，Ⅱ型は70歳以上の高齢者に多く見られ，男女差はない。

図3.4.-2　骨粗しょう症の分類

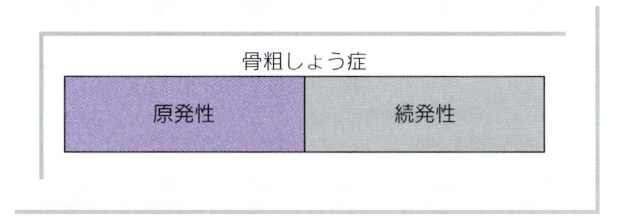

骨粗しょう症	
原発性	続発性

続発性骨粗しょう症
Cushing症候群，甲状腺機能亢進症，慢性関節リウマチ，原発性胆汁性肝硬変症，ステロイド服用などからひき起こされる。Cushing症候群やステロイド服用では骨吸収の増加，カルシウム吸収減少，排泄増加により，甲状腺機能亢進症では骨代謝の高回転により，慢性関節リウマチでは，炎症および，疼痛による廃用性萎縮により，原発性胆汁性肝硬変症では腸管内胆汁酸減少のため脂溶性ビタミンであるビタミンDの欠乏により骨粗しょう症をひき起こす。

❸ 骨粗しょう症の原因

1）Ⅰ型骨粗しょう症

女性ホルモンのひとつであるエストロゲンは，骨に対する保護作用をもつ。閉経後，女性の体内ではエストロゲンが減少する。すなわち骨に対する保護作用がなくなるため，骨量が急速に喪失し，骨粗しょう症をひき起こす。

2）Ⅱ型骨粗しょう症

加齢にともない腸管でのビタミンD受容体の数は減少する。それにともない，ビタミンD依存性のカルシウム吸収が低下する。つまり，骨の主要成分のひとつであるカルシウムが体内に吸収されず，骨量の減少をひき起こし，骨粗しょう症となる。

❹ 骨代謝（成長・骨形成・吸収）の分子メカニズム

軟骨内骨化
骨の形成様式には軟骨内骨化と膜性骨化の二つがある。軟骨内骨化は，内部に軟骨原基を作った後，これに種々の因子が加わり軟骨が増殖する。その後，血管が進入し，骨に置換されて骨化が進む様式。一方，膜性骨化では軟骨を形成することなく骨化が行われる。軟骨内骨化は脊椎や大腿骨などに，膜性骨化は頭蓋骨などにみられる。

骨粗しょう症の分子メカニズムを理解するには，骨代謝の分子メカニズムを理解することが必要である。ここでは，骨代謝の分子メカニズムと骨粗しょう症の分子メカニズムについて解説する。

骨は軟骨内骨化による骨新生により成長し，成長した後も常に骨生成と骨吸収を繰り返すことで，形態や機能を維持している。これら一連の現象は骨の形成を営む骨芽細胞，骨の吸収を営む破骨細胞，そして，これらの細胞を調節することによって起こる再構築（リモデリング）によっている。

3.4. 骨粗しょう症と分子栄養学

骨とカルシウム

骨は体の構造体としてだけでなく，カルシウムの貯蔵庫としても機能している。それゆえ，カルシウムの出入量を調節する副甲状腺ホルモンやカルシトニンは骨代謝に大きく影響する。

血中カルシウム濃度が低下すると，副甲状腺より副甲状腺ホルモンが放出される。副甲状腺ホルモンは，①腎臓におけるカルシウムの再吸収亢進，②骨芽細胞に作用してRANKLの発現を亢進させることで破骨細胞の骨吸収を亢進させるだけでなく，③活性型ビタミンDの産生を増大させる。

活性型ビタミンDは腸管におけるカルシウム吸収の亢進，破骨細胞を活性化させることで血中カルシウムを上昇させる方向にはたらく。逆に血中カルシウム値が上昇すると副甲状腺ホルモンは低下し，前述とは逆の機序で血中カルシウム値を低下させる。また，甲状腺よりカルシトニンが分泌され破骨細胞に直接作用して骨吸収を低下させることにより，骨から血液中へのカルシウムの流出を低下させる。

カルシウムと骨の関係

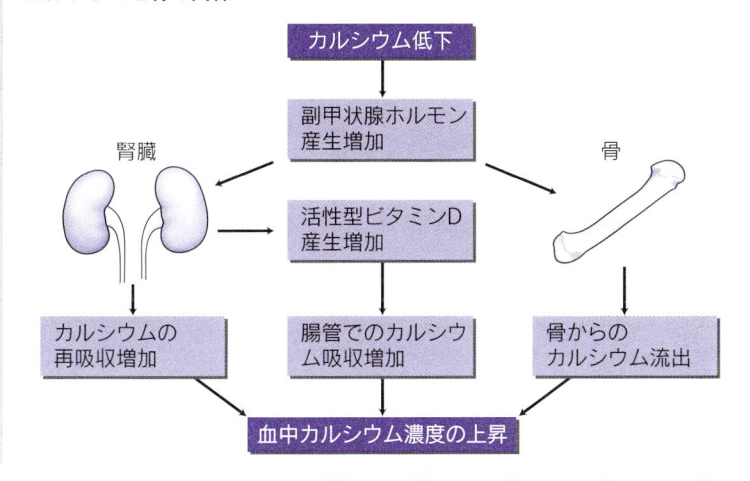

```
            カルシウム低下
                ↓
          副甲状腺ホルモン
            産生増加
   ┌──────────┼──────────┐
 腎臓          ↓          骨
          活性型ビタミンD
            産生増加
   ↓          ↓           ↓
 カルシウムの  腸管でのカルシ  骨からの
 再吸収増加    ウム吸収増加   カルシウム流出
   └──────────┼──────────┘
            ↓
       血中カルシウム濃度の上昇
```

1) 骨芽細胞の形成・調節機構

骨を形成する骨芽細胞は，間葉系幹細胞が分化することで形成される。

骨芽細胞の分化・骨形成を誘導する因子が骨形成因子（BMP; bone morphogenetic protein）である。また，BMPは間葉系幹細胞から筋原性細胞への分化を抑制する。

BMPは骨芽細胞膜に存在する受容体に結合する。その結果，リン酸化を受けて活性化されたSmad（TGF-βの受容体として同定されたSmaとMadの合成語）が核へシグナルを伝える。核内に移動したSmadは骨芽細胞の分化に必要な転写因子であるCbfa1/RUNX2（core binding factor α1/runt-related gene 2）と結合し，標的遺伝子の転写を調節する。標的遺伝子には次の①～⑤など

間葉系幹細胞
非常に高い増殖能と自己複製能をもち，種々の間葉系の細胞（筋肉，脂肪，骨，靱帯など）に分化しうる細胞。

Smad
受容体から核へのシグナルを伝達するタンパク質。その役割によって特異型，共有型，抑制型の3グループに分けられる。例えば，BMPが細胞膜受容体に結合すると，BMP特異的Smadが活性化され，その後共通のパートナーとして作用する共有型Smadと結合し，核内に移行する。

図3.4.-3 間葉系細胞の分化

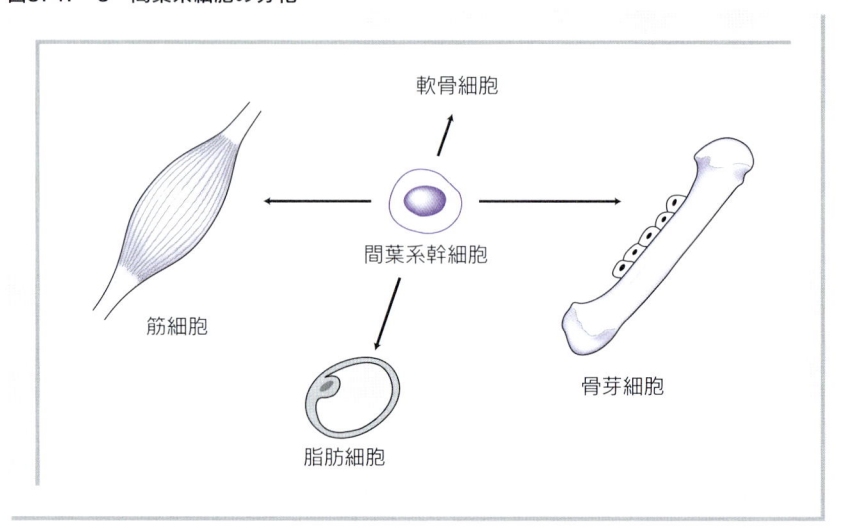

図3.4.-4 骨芽細胞の形成

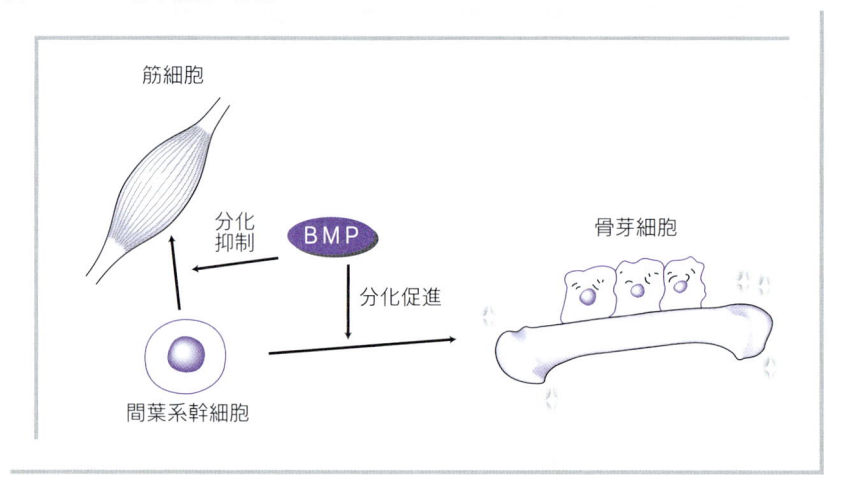

がある。

① タイプⅠコラーゲン
② アルカリホスファターゼ
③ マトリックス Gla（γ-カルボキシルグルタミン酸）タンパク質
④ オステオポンチン
⑤ オステオカルシン

2）破骨細胞の形成・調節機構

骨芽細胞は骨の形成だけでなく，形成した骨を吸収する破骨細胞の形成にも重要な役割を担う。

骨芽細胞は骨吸収促進因子の刺激（副甲状腺ホルモン，活性型ビタミンD，

活性型ビタミンD
ビタミンDはその作用を発現するのに水酸化を受ける必要がある。まず，肝臓で25位が水酸化され25-ヒドロキシビタミンD_3に代謝された後，腎臓で1α位が水酸化され1α，25-ジヒドロキシビタミンD_3になる。さらに，標的細胞の核に存在する受容体に結合して作用を発揮することから，活性型ビタミンDはステロイドホルモンである。

3.4. 骨粗しょう症と分子栄養学

図3.4.-5 骨芽細胞の調節機構

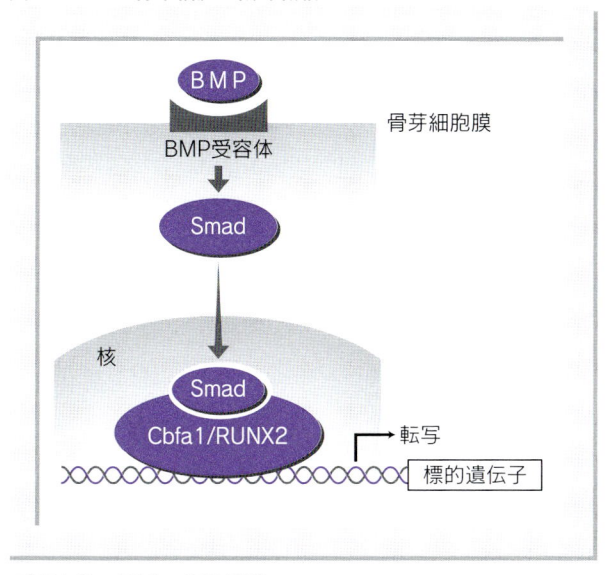

図3.4.-6 破骨細胞の形成・調節機構

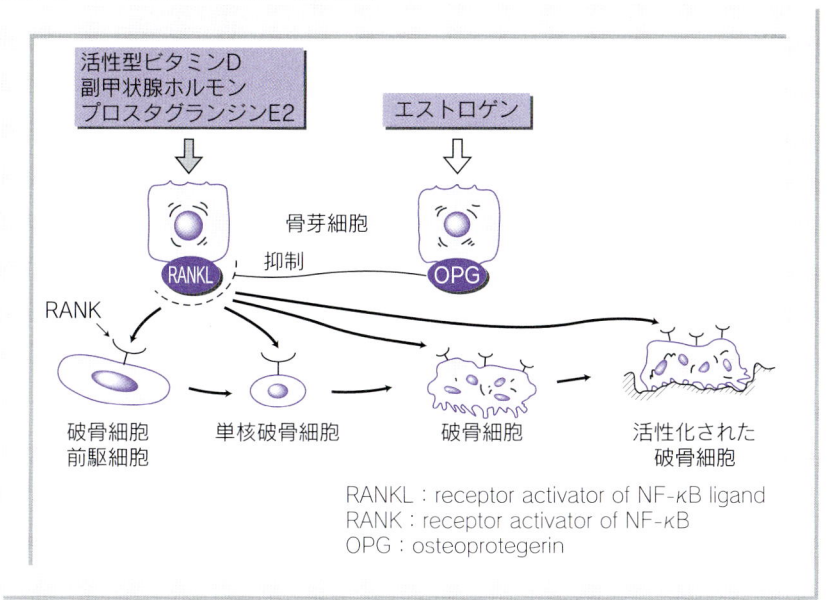

RANKL：receptor activator of NF-κB ligand
RANK：receptor activator of NF-κB
OPG：osteoprotegerin

破骨細胞の形成・調節については、2.5. ミネラルの項（p.58）を参照のこと。

プロスタグランジンE2など）によりRANKL（receptor activator of NF-κB ligand）を細胞膜上に発現する。一方，破骨細胞前駆細胞はその受容体であるRANK（receptor activator of NF-κB）を発現している。RANKLを発現した骨芽細胞が破骨細胞にRANKを介して直接接触することで，NF-κBやAP-1ファミリー転写因子を活性化し，単核破骨細胞→多核破骨細胞へと分化していく。RANKLはさらに多核破骨細胞の骨吸収能も誘導する。

破骨細胞の骨吸収能抑制にも骨芽細胞は重要な役割を演じている。骨芽細胞はエストロゲンなどの刺激により，オステオプロテゲリン（OPG；osteoprotegerin）

NF-κBやAP-1ファミリー転写因子
1.2. 遺伝子の調節と発現の項（p.9）を参照。

を分泌する。OPGはRANKLに結合し，RANKとの結合を阻止することにより破骨細胞誘導作用を抑制する。

3）再構築（リモデリング）

リモデリングはBMU（basic multicellular unit）と呼ばれる局所的な機能的単位において起こる，骨吸収―骨形成の代謝過程である。この一連の過程は，①破骨細胞活性化期→②骨吸収期（破骨細胞が骨を吸収し骨吸収窩が形成される）→③逆転期（骨芽細胞の活性化期）→④骨形成期（類骨産生・成熟から石灰化までが骨芽細胞により行われる）→⑤骨形成の休止期，の5つのプロセスに分けることができる。すなわち，リモデリングとは破骨細胞と骨芽細胞の機能連関（カップリング）によって成り立つものである。

類骨
骨の基質となるもの。類骨形成後に石灰化が起こり強固な骨が形成される。

図3.4.-7　骨代謝

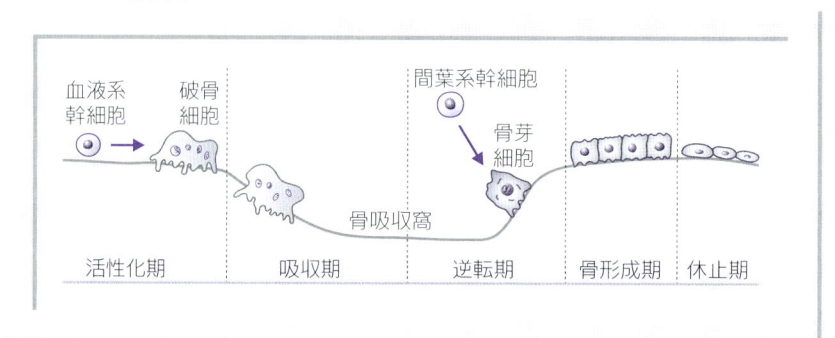

図3.4.-8　再構築（リモデリング）

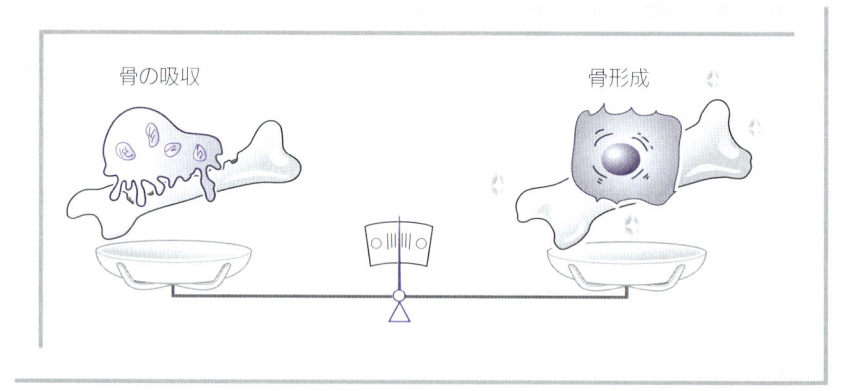

骨粗しょう症とレプチン

太った人は骨粗しょう症になりにくく，肥満と骨形成との間になにか関連があるといわれてきた。最近，レプチンが骨量を増加させることが示された。肥満者ではレプチン感受性低下のため血中レプチン濃度が増加しているが，そのことが骨吸収を低下させ，骨粗しょう症を予防しているのかもしれない。

5 骨粗しょう症の分子メカニズム

1）閉経後骨粗しょう症の分子メカニズム

　閉経後骨粗しょう症の原因は，閉経によるエストロゲン欠乏にある。エストロゲンが低下すると炎症性サイトカインであるインターロイキン（IL；interleukin）-1，IL-6，腫瘍壊死因子（TNF；tumor necrosis factor）-αやプロスタグランジンEの産生が増加する。これらの因子は骨芽細胞におけるRANKLの発現を誘導し，骨吸収を促進させる。

　一方，エストロゲン欠乏では，インスリン様増殖因子（IGF；insulin-like growth factor）-1，形質転換成長因子（TGF-β；transforming growth factor）β，OPGなど，RANKLを抑制するサイトカインの発現が低下する。この結果，骨吸収が骨形成より優位となり骨量が低下する。さらに，骨から血中へのカルシウムの流出にともない副甲状腺ホルモンは低下し，活性型ビタミンDの産生が抑制され，腸管からのカルシウム吸収も低下する。

　これらのことより，破骨細胞と骨芽細胞の機能連関不均衡（骨吸収＞骨形成；アンカップリング）が起こり，骨量は減少していく。

> **サイトカイン**
> 細胞から放出されて，種々の作用を示すタンパク質の総称。

> **IGF-1**
> 骨芽細胞から分泌され，骨芽細胞の分化誘導因子として骨形成に重要な役割を担っている。

図3.4.-9　閉経後骨粗しょう症の分子メカニズム

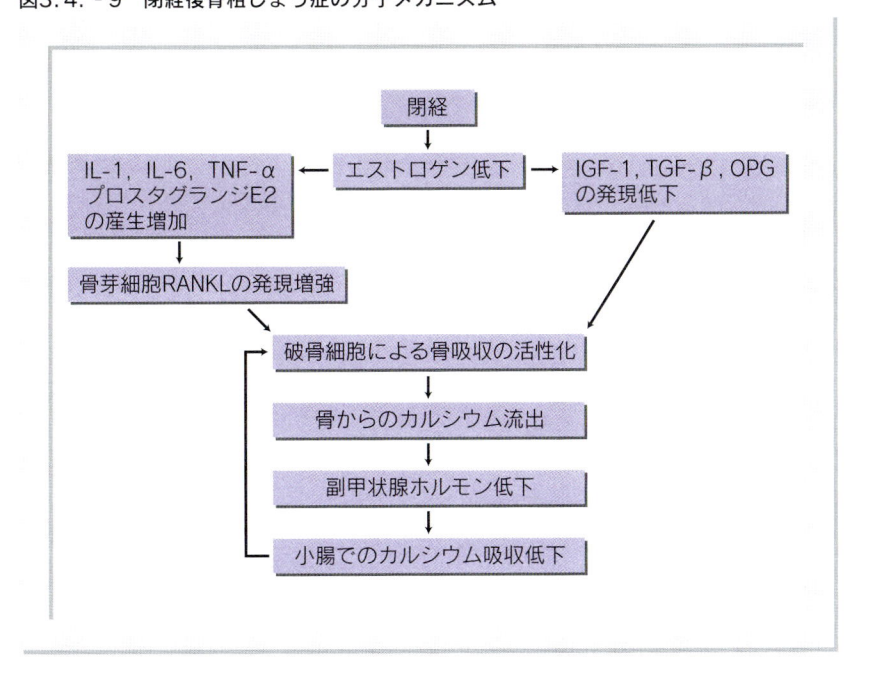

2）老年性骨粗しょう症の分子メカニズム

　加齢にともなう腸管のビタミンD受容体減少により，腸管でのカルシウム吸収低下，腎臓でのビタミンDの活性型障害がひき起こされる。これによって，血中のカルシウム濃度は低下し，副甲状腺ホルモン分泌亢進が起こり，骨

第3章 生活習慣病と分子栄養学

吸収を速める（骨から血中へカルシウムが流出する）。

骨形成が骨吸収の速度に追いつけば骨量の減少は起こらないが，加齢により骨芽細胞も IGF-1，TGF-β，BMP などの骨形成因子に対する反応性が低下しているため，骨形成が骨吸収に追いつくことができない。この結果，骨吸収＞骨形成のアンカップリングが起こり骨量は減少していく。

図3.4.-10　老年性骨粗しょう症の分子メカニズム

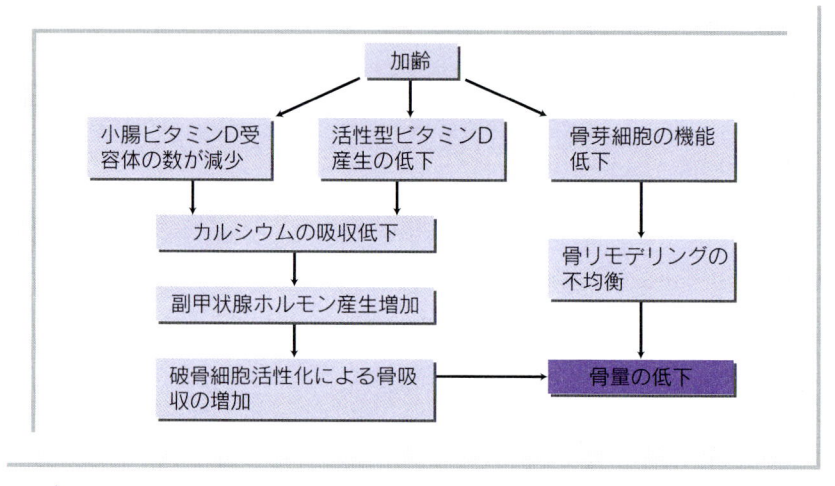

6 くる病，骨軟化症

ビタミンDの作用異常が原因で，類骨（骨基質）への石灰化障害をきたす疾患である。骨粗しょう症とは異なり，石灰化していない類骨の割合が増加し，骨の構成成分が変化する。

骨端線
発育中の長管骨の端。

骨端線閉鎖以前の石灰化異常を「くる病」，骨端線閉鎖以降の石灰化異常を「骨軟化症」と呼ぶ。再構築（リモデリング）の骨形成期が障害された状態である。

以前は，栄養不足，日光照射不足などによる，いわゆるビタミンD欠乏によるくる病や骨軟化症が原因の大部分を占めていたが，近年の生活環境の向上，医療の進歩とともにその原因も変化してきた。表3.4.-1にくる病，骨軟化症をきたす病態をまとめた。

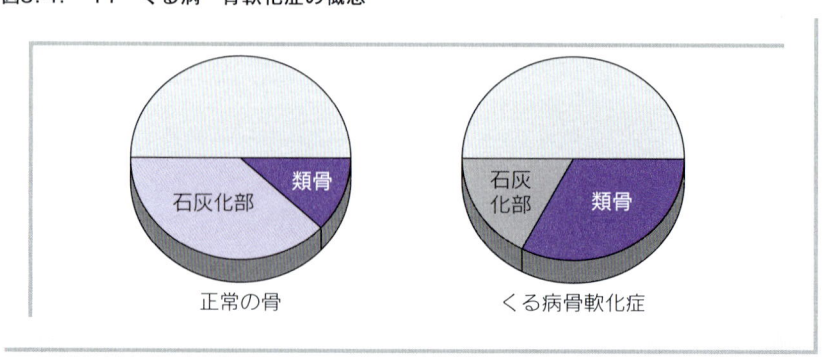

図3.4.-11　くる病・骨軟化症の概念

表3.4.-1　くる病，骨軟化症の分類

I	主にビタミンD欠乏によって起こるもの	①栄養性ビタミンD欠乏 ②日光曝露不足 ③ビタミンD吸収低下－吸収不全症候群 　（スプルー症候群，小腸切除，Crohn病，胃亜全摘，膵液分泌不全，胆汁分泌不全）
II	ビタミンDの活性化障害	①ビタミンD依存症I型 ②抗痙攣薬投与中に発症するくる病 ③慢性腎不全，ネフローゼ症候群 ④肝性くる病 　（肝硬変，乳児肝炎，先天性胆道閉鎖）
III	ビタミンDの受容機構の異常によるもの	ビタミンD依存症II型
IV	主にP再吸収障害などの尿細管における電解質代謝異常によるもの	①家族性低リン血症性ビタミンD抵抗性くる病（XLH） ②Fanconi症候群 ③尿細管性アシドーシス
V	その他	①腫瘍性低リン血症性骨軟化症 ②低アルカリホスファターゼ ③微量金属によるくる病，骨軟化症

　慢性腎不全に合併する骨病変を総称して「腎性骨異栄養症」と呼ぶが，ここでは，慢性腎不全および透析療法に合併するくる病，骨軟化症について解説を行う。

1）腎性骨異栄養症

　腎臓は活性型ビタミンDを産生するのになくてはならない臓器である。腎臓が慢性的に障害されると，活性型ビタミンDの産生も低下し，カルシウムの吸収が妨げられる。また，腎臓の機能低下によりリンは体外に排泄されにくくなり血中濃度が上昇して，続発性副甲状腺機能亢進が起こる。

　副甲状腺ホルモン（PTH；parathyroid hormone）は骨からカルシウムを遊離させる方向にはたらくが，活性型ビタミンDの低下や高リン血症のためにPTH受容体の数が減少し，低カルシウム血症となる。これらの原因により類骨への石灰化障害をきたし，くる病または骨軟化症となる。

　透析療法の開発により，重症慢性腎不全患者も生存が可能になった。ところが，透析液に混入したアルミニウムが骨病変をひき起こすことが明らかになった。以下の4つがその主な原因と考えられる。

①アルミニウムが類骨に沈着し，カルシウムの沈着を妨げる
②骨芽細胞，破骨細胞に機能異常をひき起こす
③腎臓における活性型ビタミンDの産生障害
④アルミニウムの副甲状腺への沈着によりPTHの産生，分泌が低下する

　以上のことより，骨回転の低下，石灰化障害を促進し，くる病または骨軟化症となる。

　慢性腎不全では上記以外の種々の現象が起こりうる。くる病，骨軟化症のほかに繊維性骨炎，骨粗しょう症，骨硬化症などが腎性骨異栄養症にあげられる。

続発性副甲状腺機能亢進
コラム「骨とカルシウム」（p.103）参照。

3.5. 白血病，アレルギー，疲労，老化と分子栄養学

1 白血病

　白血病は血液細胞の分化・増殖の異常であり，増殖を起こす細胞の種類に基づいて分類されている。正常の分化・増殖機構から逸脱することによって，血液細胞が異常増殖することが知られている。白血病化にかかわる種々の遺伝子・タンパク質の異常が明らかになっているが，ここでは栄養因子（ビタミンA誘導体：レチノイン酸）とのかかわりから，急性前骨髄性白血病（APL；acute promyelocytic leukemia）について述べる。

　APLは，第15番染色体と第17番染色体の転座が，疾患にほぼ共通に認められる（図3.5.-1）。この結果，PML（promyelocytic leukemia）遺伝子とレチノイン酸受容体α鎖（RARα；retinoic acid receptor α chain）遺伝子の間で組み換えが生じ，PML/RARαという融合遺伝子が形成され，それから融合タンパク質が作られる。PML/RARα融合タンパク質はRARαを介する血液細胞の分化誘導作用に対して阻害的にはたらく。したがって，PML/RARα融

図3.5.-1　急性前骨髄性白血病の成因とレチノイン酸の治療機序

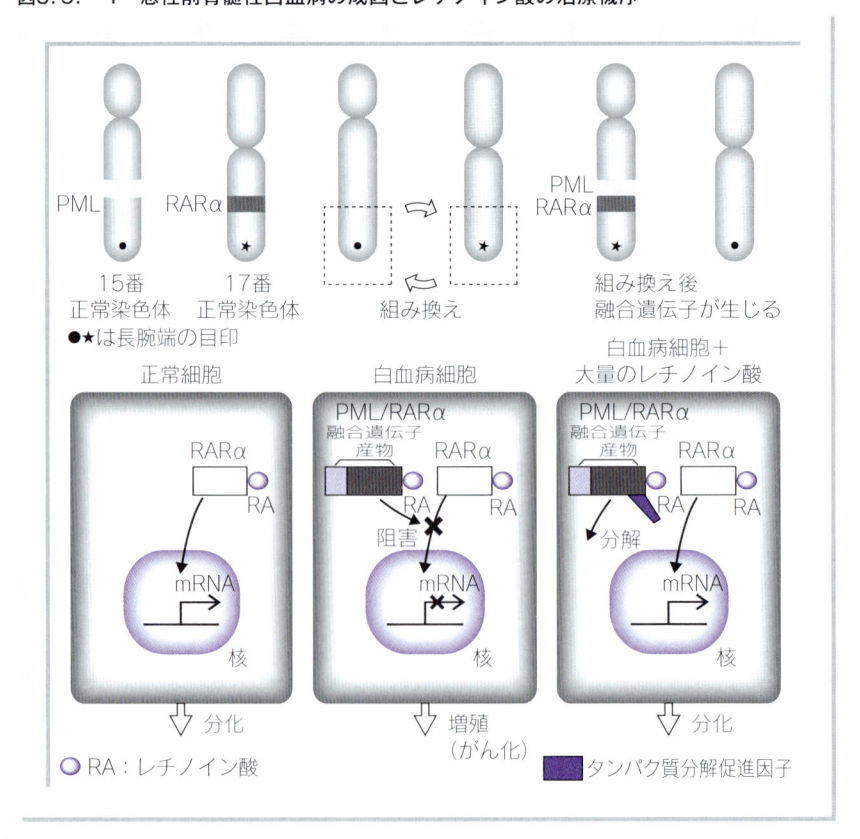

合タンパク質を発現している細胞は，通常の濃度のレチノイン酸によっては分化誘導されない。そして，白血病細胞（未分化な細胞）として増殖し，白血病となる。

all-trans 型のレチノイン酸は，APL に対して有力な薬剤である。大量の all-trans 型のレチノイン酸によって，プロテアソーム（タンパク分解システム）関連タンパク質が誘導される（ユビキチン活性化酵素類似タンパク質など）。そして，正常では存在しない PML/RARα タンパク質にタンパク質分解促進因子（ユビキチン）が結合し，PML/RARα タンパク質が積極的に分解される。これによって，レチノイン酸による RARα タンパク質を介する血液細胞の分化誘導が正常に起こり，白血病細胞は正常細胞へと分化する。

❷ アレルギーとリンパ球

1）分類と病態

抗原抗体反応の結果，ヒトに対して有害な作用をもたらすものが広義の意味で「アレルギー」として定義されている。現在4つの型に分類されている。

① I 型は，免疫グロブリン（Ig；immunoglobulin）E の関与によって発症する過敏反応である。
② II 型は IgE 以外の抗体（IgG, A, M など）が関与し，細胞障害性の反応をもたらすもの。特に，抗原抗体反応で細胞膜が破壊される。
③ III 型は，抗原と抗体の結合物である免疫複合体が組織に沈着して細胞障害をもたらすもの。
④ IV 型は，リンパ球などの免疫担当細胞から分泌される物質（サイトカイン）によって起こるもの。抗原刺激後，しばらく時間がたってから症状が出現するので，遅延型アレルギー反応と呼ばれている。
一般的には，「アレルギー」というと，I 型の反応を指すことが多い。

2）アナフィラキシー

抗原抗体反応が引き金となり，即時的に生体が示す激しい症状をいい，アレルギーの中で最も重篤な症状のひとつである。体内に侵入した抗原に対して，IgE 抗体が反応し，抗原・抗体複合体（免疫複合体）が形成され，これがリンパ球系の細胞を刺激する。その結果，アラキドン酸代謝物質であるプロスタグランジン D やロイコトリエンなどの化学物質が放出・分泌される。これらの化学物質が受容体経由によって，種々の障害をもたらす。

3）リンパ球栄養因子としてのグルタミン

アレルギー反応をつかさどるリンパ球と，栄養因子であるアミノ酸との関係は深い。リンパ球は，本来は，体内に侵入した異物を処理するためにはたらい

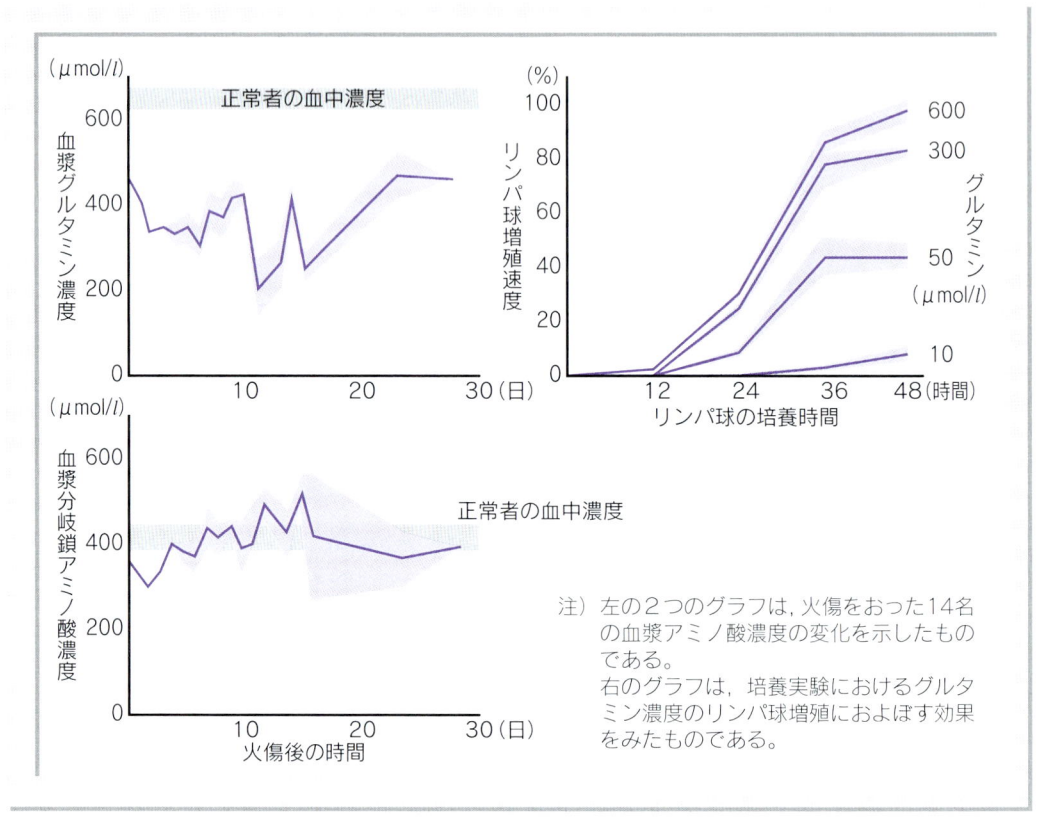

図3.5.-2　火傷後の血漿アミノ酸レベルの変化とグルタミン濃度変化におけるリンパ球増殖のちがい

注）左の2つのグラフは，火傷をおった14名の血漿アミノ酸濃度の変化を示したものである。
右のグラフは，培養実験におけるグルタミン濃度のリンパ球増殖におよぼす効果をみたものである。

ている。アレルギーはその反応が行過ぎた状態ととらえることができる。分子栄養学の観点から，ここでは，リンパ球と栄養因子であるアミノ酸との関連を示す。

　重篤な感染症（敗血症）や手術後，大きな火傷の後には，免疫の機能が抑制されることが知られている。このとき，血中のアミノ酸のひとつであるグルタミンの濃度が特異的に低下していることが報告されている（図3.5.-2）。このとき，リンパ球やマクロファージ（もうひとつの感染防御担当細胞）は，グルタミン利用速度が著しく高くなっている。図3.5.-2に示したように，グルタミンはリンパ球の増殖に対して促進的にはたらいている。グルタミンの濃度が高いことは，その機能を高く維持することができることを示唆している。重篤な感染症（敗血症）や手術後，大きな火傷のあとの免疫の機能抑制に対して，グルタミンを投与し，免疫機能の低下を抑える試みがなされている。

3 疲　　労

1）分類と病態

精神的，肉体的な様々なストレスが体を襲うことで，生体はいくつかのシグナルを発信する。そのひとつが，「疲労」という症状である。

疲労は，末梢性の筋肉疲労と中枢性の疲労に分けられる。しかし，「疲労」を感じるのはいずれも脳であり，「痛み」などと同様の知覚としても位置づけられる。急激な運動後に疲労を感じるのは，多くの人が経験していることである。

2）筋肉疲労と脳の「疲労感」の関係を説明する仮説

脳内神経伝達物質の前駆体であるトリプトファン（Trp；tryptophan）は，アルブミンと結合して血中に存在している。

運動などで交感神経活動が亢進した場合，脂肪組織からの脂肪酸の遊離が増える（①）。

脂肪酸（FFA；free fatty acid）もまたアルブミンと結合するために，増加した脂肪酸はTrpと結合しているアルブミンからTrpを離す形で結合する（②）。

この結果，アルブミンと結合していない遊離のTrpが増える（③）。

脳内に入るためには脳・血液関門が存在し，脳内に入る物質の選別が行われている。アルブミンに結合していない遊離のTrpは特異的な輸送体によって脳内にとり込まれる（④）。

この輸送体は分岐鎖アミノ酸もとり込んでいる。つまり，分岐鎖アミノ酸レベルが高いときには，Trpはとり込まれにくくなっている。この逆に，運動時では，分岐鎖アミノ酸レベルは低下しており（筋肉でよく使われるアミノ酸であるから），その結果，より容易に脳内にTrpがとり込まれる。

とり込まれたTrpはセロトニンなどとなって疲労感の出現に寄与する。

とされている。

3）疲労を説明する液性因子

一方で，疲労には血液中の液性因子であるインターフェロン（IF；interferon）や形質転換成長因子（TGF；transforming growth factor）-βなどのタンパク質性の成分が関与しているともいわれている。がん治療や肝疾患などの治療で用いられたインターフェロンの副作用として，全身の強い「疲労感」はよく知られている。また，強制的に水泳させて疲労状態にあるラットの脳脊髄液から抽出された疲労誘導物質はTGF-βであることが明らかにされている。このような液性因子が，ストレス環境下で増加し，脳に「疲労感」を生じさせていると考えられている。

第3章 生活習慣病と分子栄養学

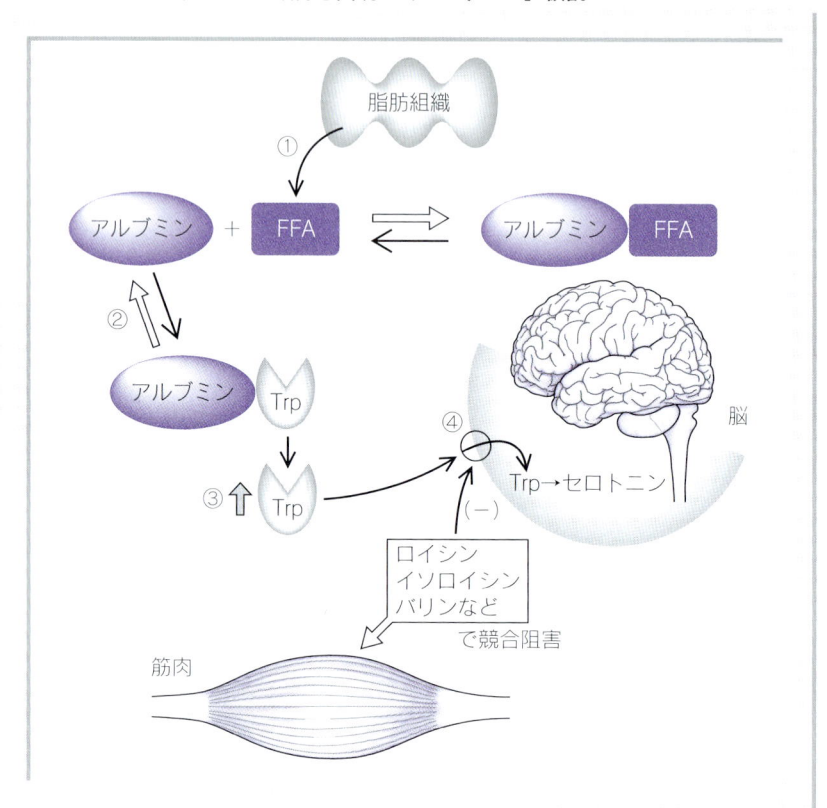

図3.5.-3 運動時における疲労感出現の「セロトニン」仮説

栄養状態評価と皮膚遅延型過敏反応（ツベルクリン反応）

　ツベルクリン検査は、結核菌由来のPPD（protein purified derivative）といわれる物質を皮内に注射し，その反応から結核菌の罹患を知る方法であることは，よく知られている。最近、この反応が、栄養状態の評価に用いられている。PPD皮内反応は、血清アルブミン値とよく相関することが明らかになり、術後や慢性疾患の患者の栄養状態評価に用いられている。

4 老　化

1）老化とカロリー摂取

　哺乳動物の寿命について考えるとき，重要な知見として「腹八分が長生きのひけつ」ということがあげられる。これは，マウスの実験でも確かめられており，カロリーの摂取が多いほど短命であったと報告されている。老化と栄養摂取（代謝）とのかかわりを，ミトコンドリアと活性酸素の産生・処理に結びつけて考える。

2）ミトコンドリアと活性酸素

　カロリーの摂取によって，ミトコンドリアの酸素代謝が活発になり，それと同時に産生される活性酸素（反応性に富んだ酸素）が細胞障害性にはたらくと考えられている。

　エネルギーを産生するために必要な酸化システムは，生命維持にとって不可欠である。しかし，同時に産生される酸化物は，生体内の還元システムによって適切に処理されなければ，生体は大きなダメージを受けてしまう。このことに関連して，老化におけるミトコンドリア―活性酸素説の根拠を表3.5.-1に示す。

　ミトコンドリアは，細胞内の最大の活性酸素の産生器官である。生じた活性酸素はミトコンドリアDNA（deoxyribonucleic acid）とともに核内DNAを酸化し，損傷を与える。このとき，DNA中のグアニン残基が酸化され血中・尿中に8-ヒドロキシ-デオキシグアノシンとして排泄され，DNA酸化損傷のよい指標とされている。

　また，活性酸素によってタンパク質は，断片化や架橋形成を起こす（図3.5.-4）。これらの反応を通して，DNAやタンパク質は機能が低下し，「老化」へと向かうと考えられている。

活性酸素
ミトコンドリアなどの細胞内小器官で産生される完全には酸化されていない酸素由来物質の総称。スーパーオキサイド（O_2^-），過酸化水素（H_2O_2），ヒドロキシラジカル（・OH），一重項酸素（$^1O_2$），脂質ペルオキシラジカル（LOO・），などがある。生成した活性酸素は抗酸化酵素（SOD：スーパーオキシドジスムターゼ，GPX：グルタチオンペルオキシダーゼ）や抗酸化物質（グルタチオン，ビタミンA，ビタミンE，ビタミンC）などによって処理され，毒性が消去されている。

表3.5.-1　老化におけるミトコンドリア―活性酸素説の根拠
① 酸素の90%以上がミトコンドリアで代謝される
② ミトコンドリアにおける活性酸素生成量と動物種の寿命の間に負の相関がある
③ 加齢にともなってミトコンドリアのDNAの変異が増える
④ ミトコンドリア内膜は不飽和脂肪酸に富んでいる
　　（不飽和脂肪酸は活性酸素によって過酸化されるなど変性しやすい）

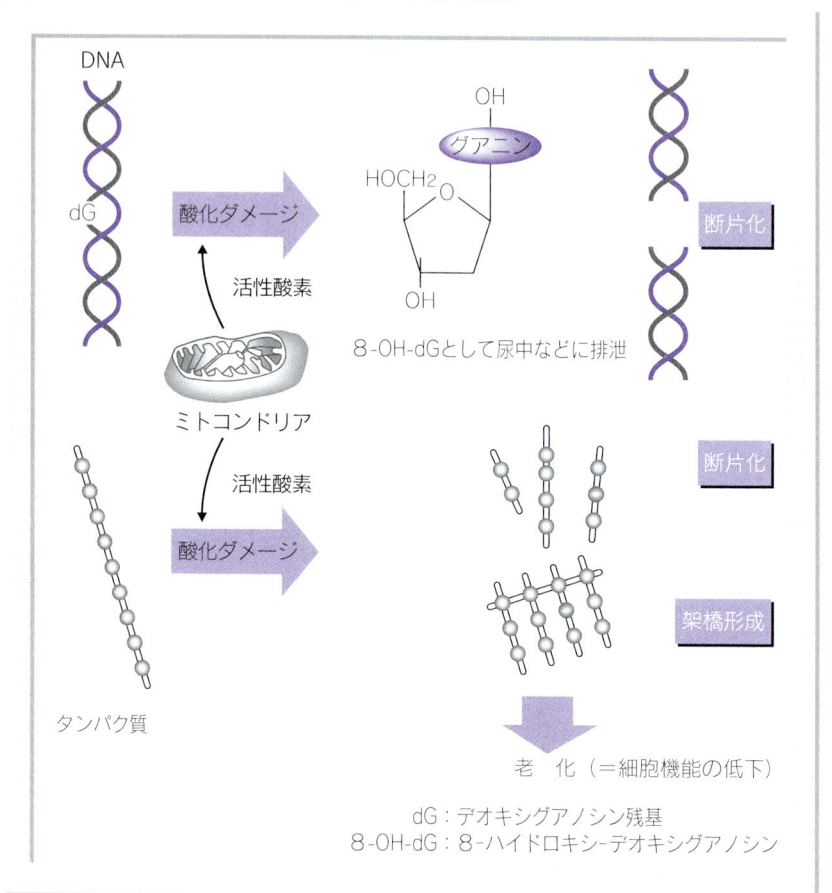

図3.5.-4 活性酸素によるDNA・タンパク質の損傷

3）老化に関連するDNA酸化

　酸化ストレスによって多くのタンパク質やDNAが損傷を受けると考えられる。年をとるにつれて、活性酸素の処理機能が低下し、細胞機能が低下していくことは予想できる。

　一方、老化はすでに細胞にプログラムされており、決められているという説がある。染色体の末端部に存在する繰り返し配列（テロメアと呼ばれる）の長さが、年をとるにしたがい短くなることが示されている。このテロメアの長さが遺伝的に決められており、長いものは長命で、短いものは短命であるとするのが、老化のプログラム説である。環境因子である酸化ストレスによって、テロメアの繰り返し配列が通常よりも早く短縮することが知られている。特に、テロメアの繰り返し配列（5'-TTAGGG-3'）の5'-GGG-3'配列が、酸化ストレスによって特異的に損傷されることが見いだされている。これらのことから、酸化ストレスという環境因子と老化プログラムという遺伝的な因子が、テロメアの短縮化を通して、「老化」を説明する可能性がある。

参考文献

3．1．循環器疾患と分子栄養学
1）白井厚治・斉藤　康「動脈硬化－脂質代謝」，奥田拓道・高田明和・前田　浩編：病気を理解するための生理学・生化学，金芳堂，1985.
2）二木鋭雄・野口範子「動脈硬化と酸化ストレス」，谷口直之・淀井淳司編：酸化ストレス・レドックスの生化学，共立出版，2000.
3）黒木昌寿・川上正舒「プラークの形成・破綻の分子機構」，岡　芳知・倉林正彦・福内靖男・山田信博編：生活習慣病・分子メカニズムと治療，中山書店，2001.
4）片岡喜由「グルタミン酸・カルシウム」，岡　芳知・倉林正彦・福内靖男・山田信博編：生活習慣病・分子メカニズムと治療，中山書店，2001.
5）堀　正二・朝野仁裕「心不全」，日本内科学会雑誌，91, 3, 2002.

3．2．肥満と分子栄養学
1）井村裕夫・尾形悦朗・高久史麿・垂井清一郎編：肥満症，臨床栄養，中山書店，1995.
2）森　要之・坂上　浩・春日雅人「脂肪細胞分化を制御するシグナル伝達」，Molecular Medicine, 39, 384, 2002.
3）河田照雄・高橋信之「脂肪細胞分化のゲートキーパーと転写調節」，Molecular Medicine, 39, 376, 2002.
4）下村伊一郎・船橋　徹・松澤佑次「肥満の分子機構」，最新医学　57, 182, 2002.
5）下村伊一郎・船橋　徹・木原進士・松澤佑次「生活習慣病の主役：アディポサイトカイン」，実験医学，20, 1762, 2002.
6）箕越靖彦「エネルギー消費の制御機構」，実験医学，20, 1741, 2002.

3．3．糖尿病と分子栄養学
1）日本糖尿病学会糖尿病診断基準検討委員会「糖尿病の分類と診断基準に関する委員会報告」　糖尿病，42, 385-404, 1999.
2）小田原雅人「インスリンの生体内動態と代謝様式」，日本臨床，60, 219, 2002.
3）石田　均「インスリンの生合成過程と化学構造」，日本臨床，60, 165, 2002.
4）小川渉，春日雅人「インスリン作用とその多様性」，日本臨床，60, 228, 2002.
5）浅野知一郎「インスリン受容体後シグナル伝達機構」，日本臨床，60, 240, 2002.
6）井原　裕，清野　裕「糖尿病の分子生物学」，垣沼淳司編：分子栄養学，光生館，2002.

3．4．骨粗しょう症と分子栄養学
1）井村裕夫・尾形悦朗・高久史麿・垂井清一郎編：骨疾患，中山書店，1995.
2）井上大輔・松本俊夫「骨代謝基礎研究の進歩」，日本臨床，60, 25, 2002.
3）山口　朗「骨形成に関する研究の進歩　BMPの作用と作用メカニズム」，日本臨床，60, 40, 2002.
4）小守壽文「骨芽細胞の分化誘導転写遺伝子 Cbfa1/Runx2」，日本臨床，60, 91, 2002.
5）高橋直之・須田幸治「破骨細胞の形成および機能の制御」，Molecular Medicien, 38, 642, 2001.
6）星野眞二郎・井上　聡・大内尉義「エストロゲン受容体遺伝子多型」，日本臨床，60, 111, 2002.
7）米田俊之「骨の謎解きは骨髄に」，実験医学，19, 1188, 2001.
8）宮浦千里「閉経後骨粗鬆症の発症機序」，Molecular Medicien, 38, 668, 2001.
9）稲葉雅章「骨粗鬆症」，日本内科学会雑誌，88, 1258, 1999.
10）井上大輔「老年性骨粗鬆症の発症機序」，Molecular Medicine, 38, 676, 2001.
11）井上大輔「骨吸収系における研究の進歩」，日本臨床，60, 48, 2002.
12）C. Mathieu and L. Adorini「The coming of age of 1,25-dihydroxyvitamin D3 analog as immunomodulatory agents」，TRENDS in Molecular Medicine 8, 174, 2002.

第3章　生活習慣病と分子栄養学

3. 5. 白血病，アレルギー，疲労，老化と分子栄養学

1）平井久丸「白血病」，松沢佑次編：症候・病態の分子メカニズム，中山書店，1998．
2）S. Kitareewan, et al.「UBE1L is a retinoid target that triggers PML/RARα degradation and apotosis in acute promyelocytic leukemia」，Proc. Natl. Acad. Sci. USA, 99, 2002.
3）M. P. Billings, J. Evans, P.C. Calder and E.A. Newsholme「Does glutamine contribute to immunosuppression after major burns?」，Lancet, 336, 1990.
4）木谷照夫・渡辺恭良「疲労の実体と研究の現状」，井上正康・倉恒弘彦・渡辺恭良編：疲労の科学，講談社，2001．
5）鈴木敬一郎「アポトーシスと老化における酸化ストレス」，谷口直之・淀井淳司編：酸化ストレス・レドックスの生化学，共立出版，2000．
6）川西正祐・及川伸二「酸化ストレスとDNA損傷」，谷口直之・淀井淳司編：酸化ストレス・レドックスの生化学，共立出版，2000．

第4章 分子栄養学とバイオテクノロジー

4.1. バイオテクノロジーの今

1 遺伝子解析の進捗

　遺伝子解析技術の進歩は，バイオサイエンスに大きな飛躍をもたらした。ヒトを含む動物や植物，微生物やウイルスなど次々とゲノム解析が進行し，染色体における遺伝子マップや遺伝子のもつ情報が明らかになってきた。遺伝子の構造の解明はその産物であるタンパク質の構造や機能の推定，あるいは遺伝病，多くの疾病，がんなどの長年不明であった原因を突き止めることにもなり，この分野は驚異的な進歩をとげている。また，いわゆるバイオテクノロジーの発展にも欠かせない技術や情報を提供しており，今後ますます遺伝子情報の蓄積は進むであろう。しかし，遺伝子構造がわかったからといって生命現象が即座に解明できるものでもない。生命現象はたいへん複雑でその解明は段階を踏んでいかないと達成できない。1つの遺伝子，そして1つのタンパク質を分子レベルから細胞レベルへ，さらに個体レベルへと発展させていく必要がある。その過程でその遺伝子がもつ重要性を確認できるのである。

ゲノム
生物がもっている遺伝子の1セットをいう。生命の構築，活動，維持，生殖・遺伝にかかわっている全ての遺伝子を含む。遺伝子は染色体にパッケージされ，必要な遺伝子は発現している。ヒト，マウス，ショウジョウバエ，線虫や酵母菌および大腸菌など多くの生物のゲノム構造が明らかになっている（p.144参照）。

2 ヒト遺伝子の解明

　ヒトの遺伝子数は約3～4万程度であることが明らかになった。当初は10万以上といわれていたが，地球上で最も高等で複雑な生物と考えられてきたものにしては，ショウジョウバエの1万5千に比べてもあまりにも少ない。しかし，生物は不必要なものは作らないという原則論に立てば，その程度の遺伝子数でもヒトのような生物体を創造できることになる。形や行動が違っても生命の維持に必要な基本的な遺伝子は共通して備わっており，原始的であろうが高等であろうが，陸に住もうが海に住もうが，草を食べようが肉を食おうがそれはその生物の特徴であり，遺伝子は数ではなく，限られた遺伝子を有効に使い，遺伝子をうまく進化させて環境に適応した結果，現存する生物は多様化した。そのようにして進化したヒトが，われわれが考えるように生物の中でも最も複雑な生理機能を獲得した生物であるといっても，その遺伝子数が3万であっても不思議ではない。

　ヒトの遺伝子3万のうち，その産物であるタンパク質の機能のわかっている

ものは約1万2千程度であるといわれている。残りはまだ機能が不明であり、今後それらについての解析が進むと考えられる。遺伝子産物の解析が進めば遺伝病やがんの解明がさらに進むものと思われる。

3 バイオテクノロジーの課題と問題点

バイオテクノロジーは生物工学ともいわれ、生物のもつ特性、機能を生かすための分野で、古くからある、微生物を使ったアルコール発酵や有機酸発酵、酵素などを調製した発酵工学もその一分野である。また、植物や動物の品種改良もその範疇であり、最近は遺伝子工学、細胞工学、生殖・発生工学、ES（embryonic stem）細胞・幹細胞を使った再生工学へと発展している。生物のもつ特性は様ざまで、ウイルス、微生物から高等生物まで幅広い利用が図られている。医薬品、食品、酵素、生活用品や資材、燃料、環境浄化剤など多くのものがバイオテクノロジーの技術を使って産み出され、われわれの生活に深くかかわっている。

1997年にイギリスで作出されたクローン羊は世界を驚嘆させた。羊の乳腺細胞という、分化した細胞から1つの個体が生まれたことは、これまでの常識を越えた成果であった。その後、クローン牛が話題となり、2003年にはヒトのクローンが誕生したとの報道があった。実際、ヒトのクローンも作出は可能であり、そのような話題が続くであろう。ただ、生まれた子は親と全く同じ遺伝的背景をもっているが生活環境などが全く異なるので、同一の人間になることはなく、単に同じ遺伝子をもった個体に過ぎず、別の人間である。クローン人間は倫理道徳上の問題が大きいため、ほとんどの国では禁止されている。

最近では発生工学や再生医学の研究が進み、ES細胞を用いた幹細胞からのクローン動物の作出や臓器の再生などが話題を呼んでいる。

ES細胞
ノックアウトマウス作製の手段として多用され、分化全能性を備えており、体外で心筋や神経細胞などに分化させることができる。ヒトES細胞も確立され、人の体を構成するあらゆる細胞に分化することができる可能性をもっており、将来の再生医学にも欠かせないものとなっている。

遺伝子診断

人がある疾患になる可能性をもっているかどうかを確かめる方法として、個人について疾病に関係する遺伝子を解析する方法である。診断にはふつう血液サンプルが用いられ、遺伝子診断によって、疑わしい危険因子や遺伝病を直接調べる。また、生まれてくる子どもについても遺伝病などを予知できるが、倫理上の問題も指摘されている。

4.2. 遺伝子組み換え技術

　目的の遺伝子を解析したりその遺伝子が作るタンパク質を得るためには，大腸菌の系を使って遺伝子の増幅，タンパク質の発現を行い，いわゆる組み換えDNA操作によって研究を進行する．1種類の遺伝子はクローンといい，これを組み換え実験で単離・増幅する一連の操作をクローニング（クローン化）とよんでいる．

1 クローニング

　大腸菌は，プラスミド（核外遺伝子；plasmid）やバクテリオファージに外来遺伝子の導入が可能であり，遺伝子の増幅やその産物であるタンパク質の合成が可能な微生物である．その特質を利用して多くの遺伝子の構造決定や，発現させたタンパク質の大量調製によりタンパク質の立体構造や機能の解析に利用されている．目的の遺伝子をとり出し，プラスミドに導入することをクローニングといい，これが遺伝子組み換えのスタートとなる．組み換えた遺伝子は大腸菌の系を使って，遺伝子の複製，転写，タンパク合成が行われ，組み換えタンパク質となる．大腸菌に限らず，酵母菌，動植物細胞，ウイルスなどにも外来遺伝子を導入することができ，最近では動物や植物の個体にも遺伝子導入が図られ，目的のタンパク質の大量調製が可能になっている．

　遺伝子のクローニングは以下のように行われる．

①新規の遺伝子の単離にはタンパク質の一次構造より推定される塩基配列か

図4.2.-1　クローニングサイトとマルチクローニング部位

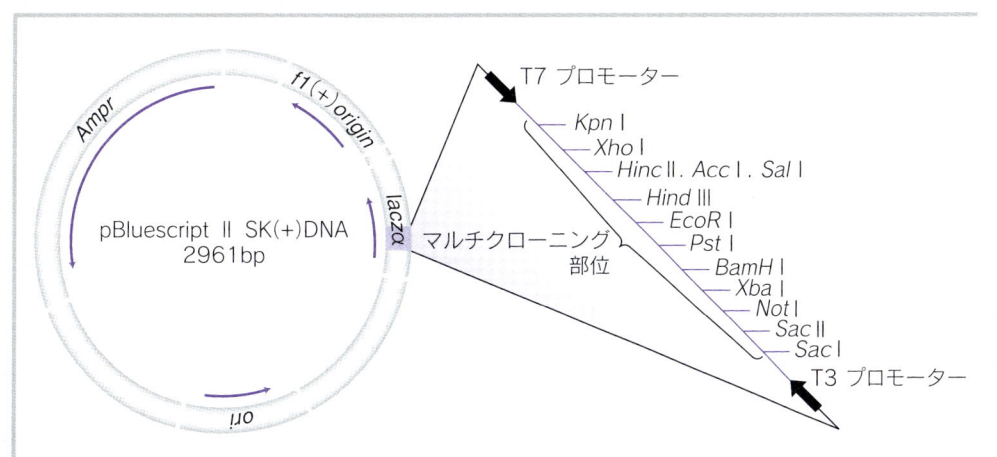

※ lacZα内には pBluescript II SK(+) を1か所切断する制限酵素の切断部位が集中している（マルチクローニング部位）．制限酵素部位に転写したいRNA遺伝子を組み込めば，容易に鋳型DNAを調製することができる．

第4章 分子栄養学とバイオテクノロジー

図4.2.-2 バクテリオファージであるT4ファージの細菌感染と溶菌

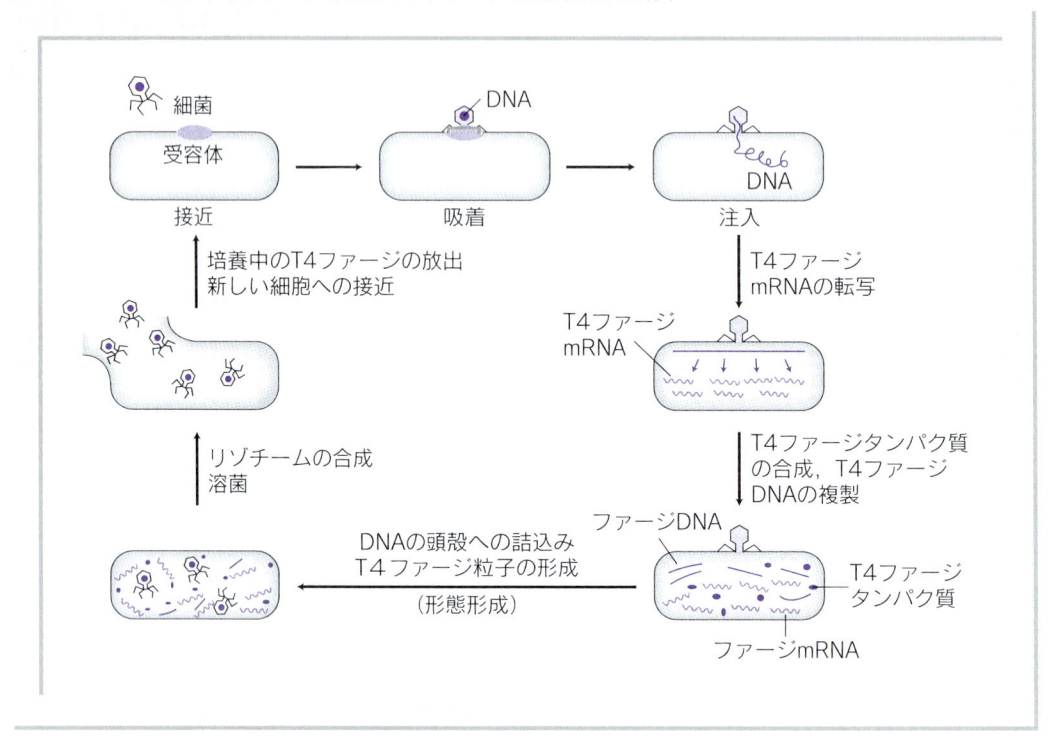

図4.2.-3 cDNAライブラリ作製の原理

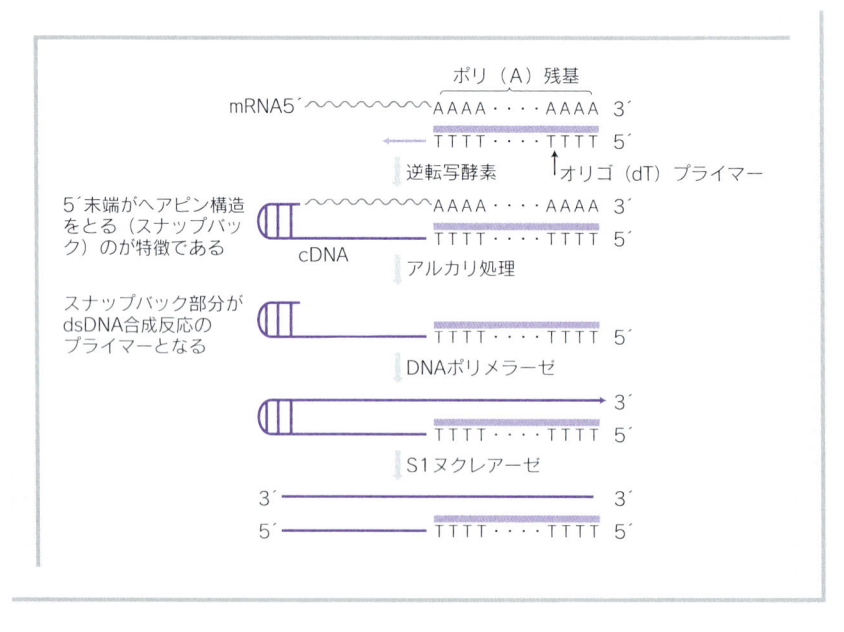

センス, アンチセンス
アンチセンス法の項 (p.132) を参照。

ら，プライマーと呼ばれるオリゴヌクレオチドのセンス側およびアンチセンス側の両者を合成し，この中の遺伝子を耐熱性DNAポリメラーゼ（Taq DNA polymerase）を使ってPCR（polymerase chain reaction）法により複製する。

図4.2.-4 プラスミドファージの感染法

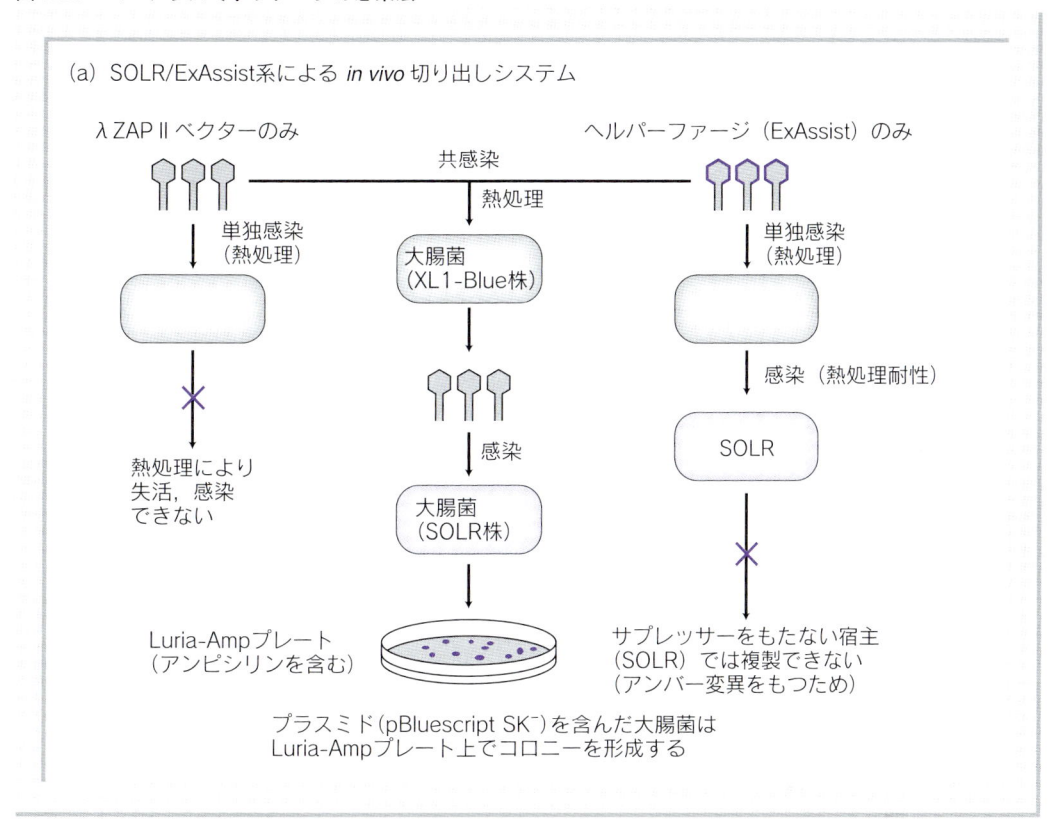

(a) SOLR/ExAssist系による *in vivo* 切り出しシステム

λZAPⅡベクターのみ → 単独感染（熱処理）→ 熱処理により失活，感染できない

共感染・熱処理 → 大腸菌（XL1-Blue株）→ 感染 → 大腸菌（SOLR株）→ Luria-Ampプレート（アンピシリンを含む）

ヘルパーファージ（ExAssist）のみ → 単独感染（熱処理）→ 感染（熱処理耐性）→ SOLR → サプレッサーをもたない宿主（SOLR）では複製できない（アンバー変異をもつため）

プラスミド（pBluescript SK⁻）を含んだ大腸菌はLuria-Ampプレート上でコロニーを形成する

得られた二本鎖 DNA をプローブ（手鎖）としてゲノムライブラリあるいは cDNA ライブラリから目的の遺伝子を探し出す。

②あるいは，目的のタンパク質の抗体が既に採れているのであれば，そのタンパク質を作り出す遺伝子が発現している組織から cDNA ライブラリを作製し，それらを発現ベクターと呼ばれるプラスミドやファージ（phage）に組み込み，大腸菌の翻訳系を使ってタンパク質を作らせ，抗体をプローブとして目的のクローンをスクリーニングし，最終的にその遺伝子だけをもつクローンを単離する。

③発生時期や細胞周期で遺伝子の発現が違う遺伝子，同じ組織でも正常細胞とがん化した細胞で発現が異なる遺伝子，違う組織などで遺伝子発現に差のある遺伝子を見つけるときは，サブトラクション法やデファレンシャルディスプレイ法，あるいは最近普及してきた DNA マクロアレイ（DNA チップ）法がある。これらの方法は分子栄養学を研究する上で増々そのニーズが広がっている。

④他の生物種で遺伝子が既にわかっている遺伝子や構造が似ている遺伝子を探索する場合，塩基配列の最もホモロジーの高い（保存されて配列）領域を使うか，全長の遺伝子をプローブとして用いて目的の遺伝子を採ってくる。

相同性（ホモロジー）
生物間や同一生物において，遺伝子では塩基配列，タンパク質ではアミノ酸配列の類似性をいい，既知の遺伝子との塩基配列の相同性，また既知のタンパク質とのアミノ酸配列の相同性を調べることをホモロジー検索という。BLAST，FASTA などで検索することができる（p.144参照）。

第4章　分子栄養学とバイオテクノロジー

図4.2.-5　プラスミドへの遺伝子導入法

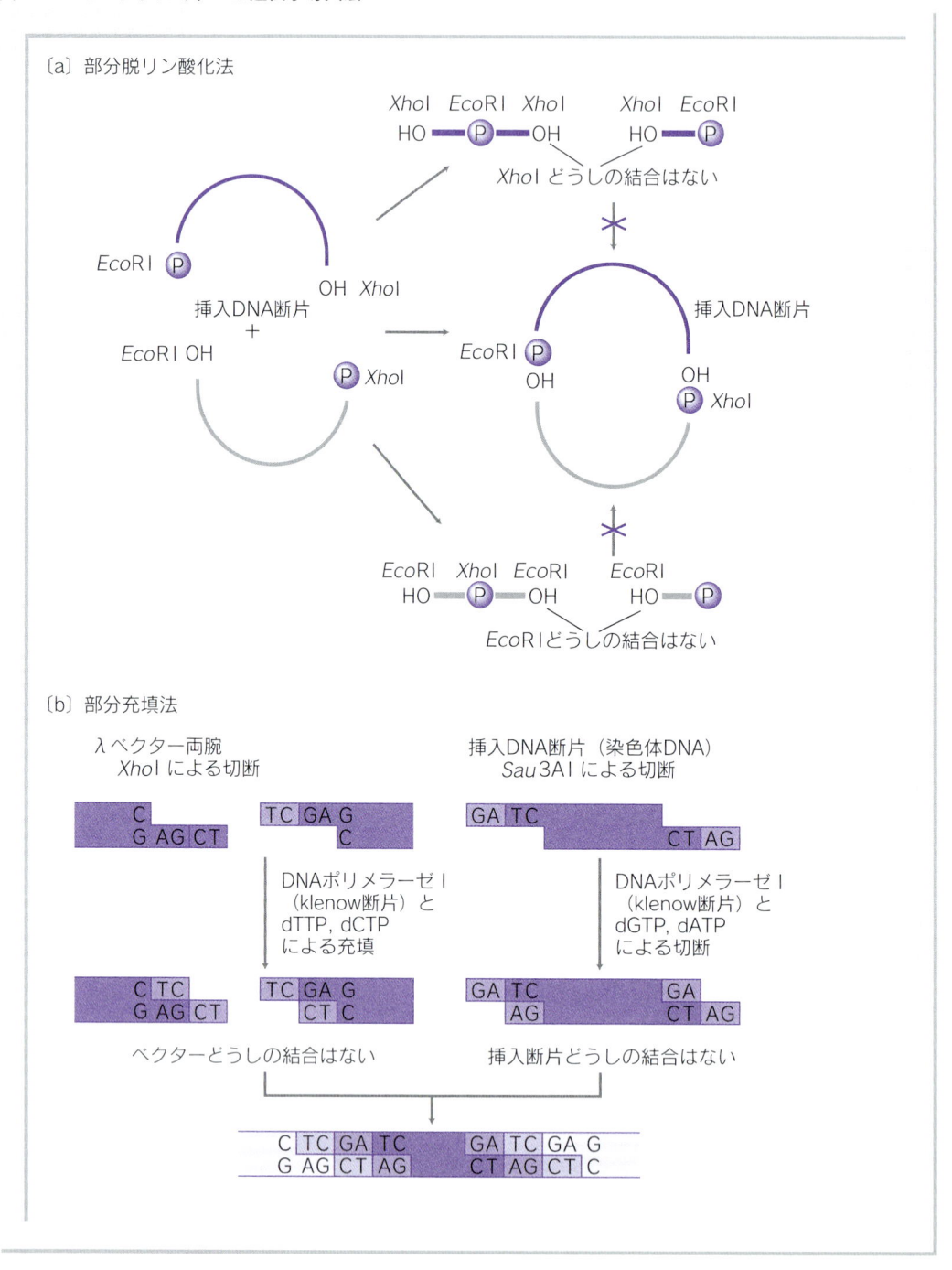

〔a〕部分脱リン酸化法

〔b〕部分充填法

図4.2.-6 遺伝子解析のフローチャート

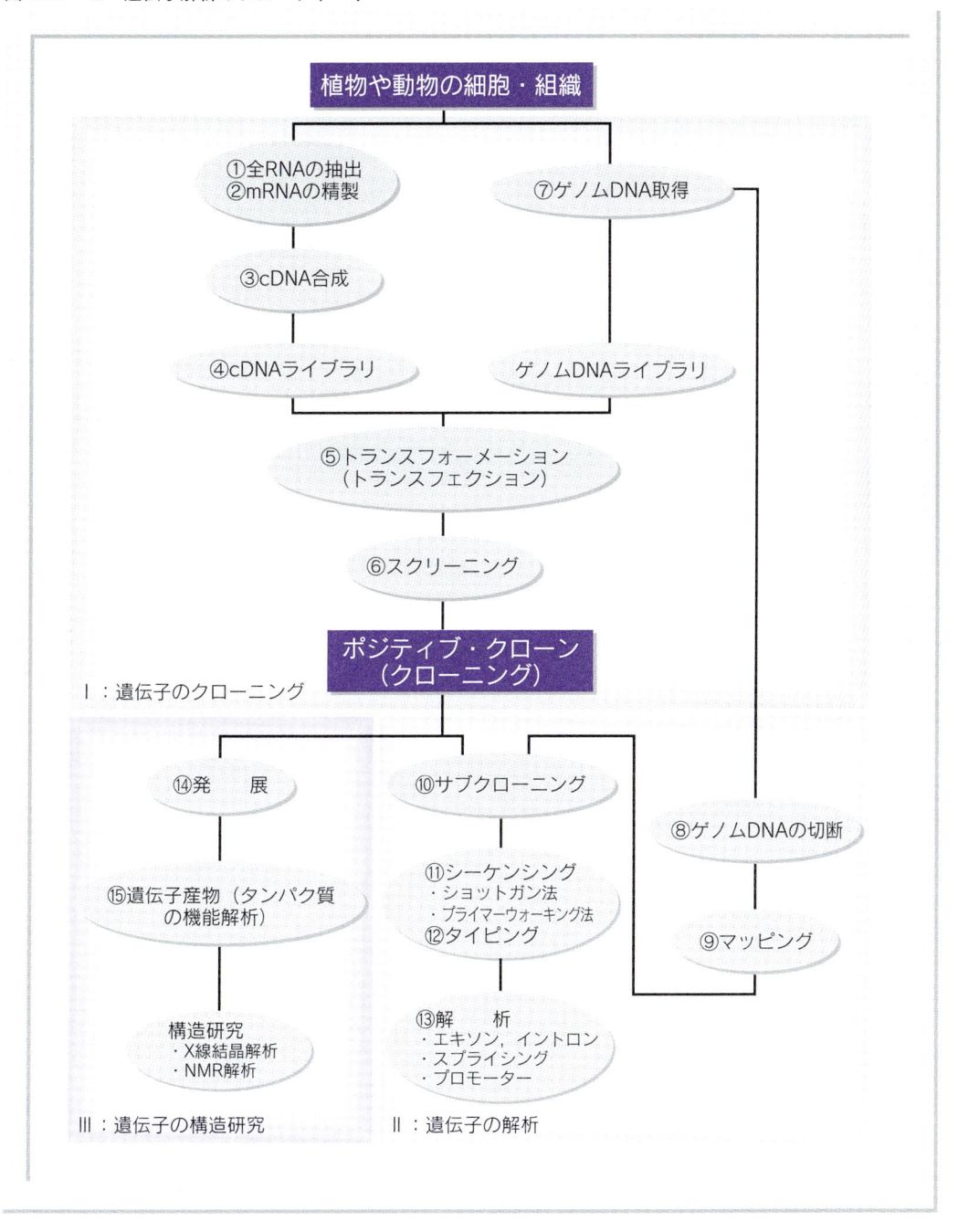

植物や動物の細胞・組織

①全RNAの抽出
②mRNAの精製

⑦ゲノムDNA取得

③cDNA合成

④cDNAライブラリ　　ゲノムDNAライブラリ

⑤トランスフォーメーション（トランスフェクション）

⑥スクリーニング

ポジティブ・クローン（クローニング）

Ⅰ：遺伝子のクローニング

⑭発　展

⑩サブクローニング

⑧ゲノムDNAの切断

⑮遺伝子産物（タンパク質の機能解析）

⑪シーケンシング
・ショットガン法
・プライマーウォーキング法
⑫タイピング

⑨マッピング

構造研究
・X線結晶解析
・NMR解析

⑬解　析
・エキソン，イントロン
・スプライシング
・プロモーター

Ⅲ：遺伝子の構造研究　　Ⅱ：遺伝子の解析

2 遺伝子構造の解析

1）遺伝子のクローニング

　得られた遺伝子は，まずはその塩基配列を決定しなくてはならない。単離した遺伝子はプラスミドやファージに組み込んで塩基配列を決定することが多い。それらに組み込むときは，その中にあるクローニングサイトと呼ばれる位置に組み込む。そのためには，導入する遺伝子は両端にクローニングサイトに入り組むことができる配列をもたなくてはならない。

　クローニングサイトは，ある特殊なDNAエンドヌクレアーゼ（制限酵素）で切断されるいくつかのサイトをもっている。つまりクローニングしようとする遺伝子は制限酵素で切られた配列を両側にもつ必要がある。導入されたプラスミドは大腸菌にトランスフォーメイションして，この遺伝子をもつ大腸菌ができる。大腸菌を増やして大量の遺伝子を得ることもできる。

制限酵素
エンドヌクレアーゼの一種であり，DNAの特定の配列を認識し切断する。切断部位の末端の形状は平滑型と突出型とに大別される。EcoRI, HindⅢやBamHIなど，これまでに多くの種類が知られ，遺伝子の切断，導入などに用いられている。

2）PCR法

　PCR（polymerase chain reaction）法は，1985年にMullisらによって考案された。これは微量のDNAをある領域で大量に増幅できる方法で，いまや塩基

図4.2.-7　PCR法の原理

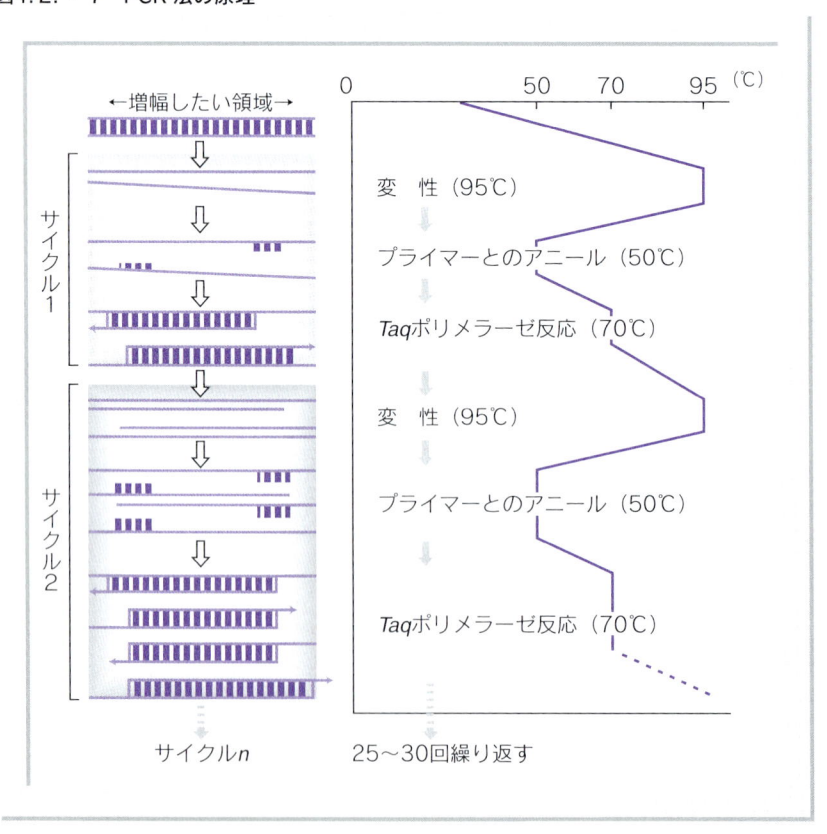

配列の決定，医学診断，親子鑑定，犯罪捜査や化石の検定などに広く使われている。その原理は図4.2.-7で示す。

その特徴は，微量のDNAを加熱（90〜98℃）して1本鎖にし，それぞれにプライマーと呼ばれるDNAに相補的な短い1本鎖のDNAを比較的低い温度でアニーリング（接着，40〜55℃）させ，耐熱性の *Taq* ポリメラーゼでDNAを合成させる（1サイクル）。この操作，加熱→アニーリング→合成，を繰り返して行い，遺伝子の増幅を図るものである。増幅される遺伝子は n サイクルすると 2^n となる。

図4.2.-8　PCR法を中心とした遺伝子解析のフローチャート

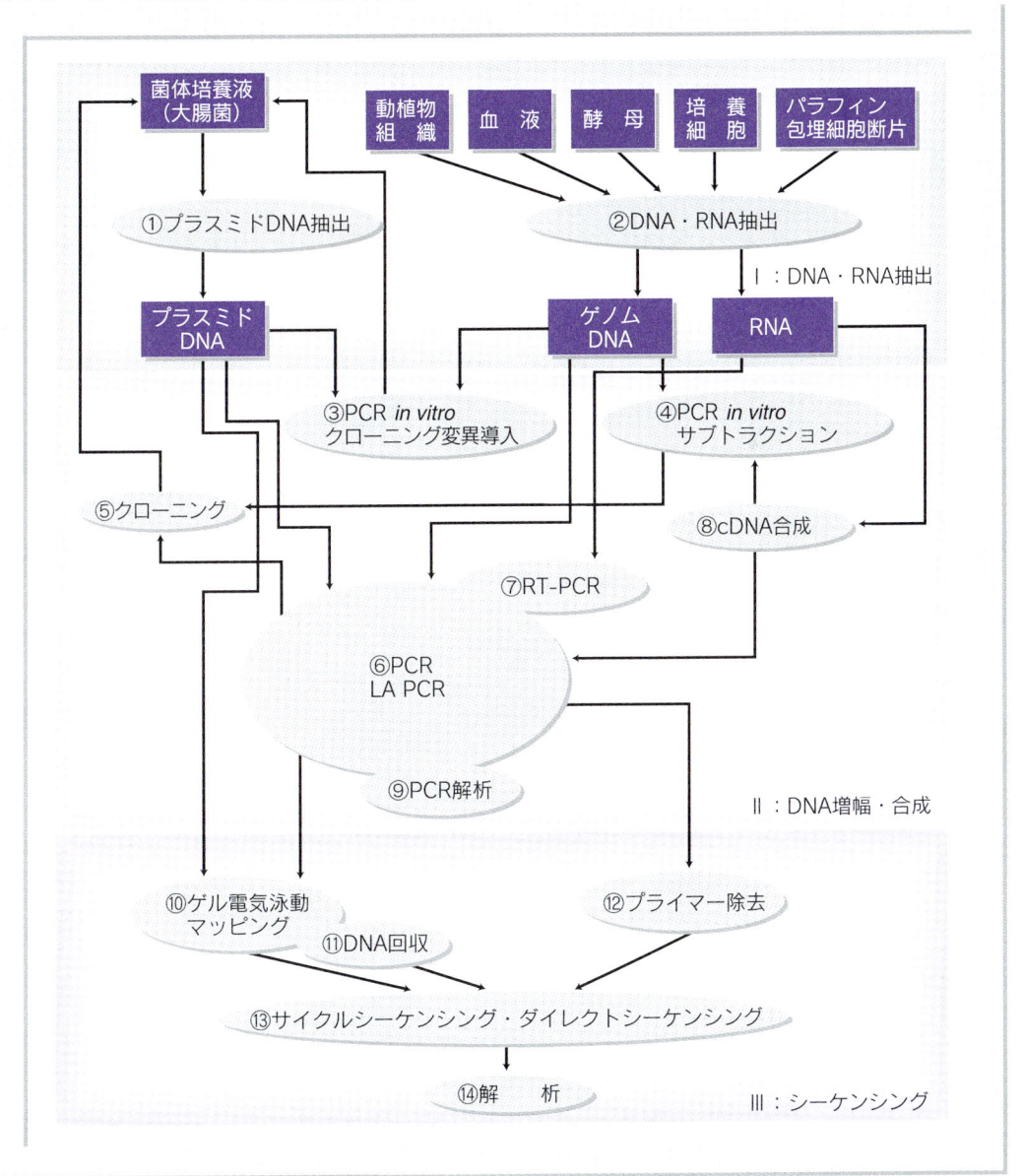

3）塩基配列の決定

クローニングによって調製したプラスミドをもとに，プラスミドに特異的なプライマーを用いて塩基配列に必要なDNA合成を行う。現在はほとんど酵素法が使われている。このとき合成されるDNAはアイソトープや蛍光でラベルされる。最近ではほとんどDNAシークエンサーを使って塩基配列は決定されており，このとき遺伝子の増幅はPCR法で行われている。DNAシークエンサーはポリアクリルアミドゲルを使った電気泳動法によるものとキャピラリー電気泳動法があるが，後者が主流になっている。

3 遺伝子治療（gene therapy）

生まれつき遺伝子に何らかの異常があれば正常なタンパク質が作れず，病気やあるいは重篤な障害をもたらす。このような遺伝子の異常をもつ患者に正常な遺伝子を外部から導入して，その遺伝子を発現させ，正常なタンパク質を作らせ，病態を改善するという治療法である。

これには患者の細胞をとり出し，正常な遺伝子を導入した後に再び患者に戻す方法と，正常な遺伝子を導入したベクター（運び屋），レトロウイルス（マウスM-MLV）を使って患者に感染させ，正常なタンパク質を作らせる方法がある。

後者は，神経細胞などの増殖しない細胞に対する遺伝子導入が難しいことや，挿入される場所が不確定なことで他の遺伝子発現に影響が出る，などの問題がある。治療に当たっては患者の安全性が最も重要であり，この方法以外の方策がない病気に特別に認可されている。アデノシンデアミナーゼ（ADA；adenosine deaminase）欠損症の患者やがん治療などに用いられている。

4 ポストゲノム

次々と生物の遺伝子の全構造（ゲノム構造）が明らかになり，その生物がもつタンパク情報や遺伝子発現のしくみなどの解明が進んでいる。ヒトゲノム解析もほぼ終了し，3～4万前後の遺伝子が10～20万とも考えられるタンパク質をどのようにして生み出すことができるのか，今後の研究によって明らかになるであろう。これにはmRNAの選択的スプライシングやRNAの能動的な高次機能，新しいRNAが関係すると考えられ，この分野の研究が進んでいる。生体分子の構造と機能の解析，分子間の相互作用，遺伝子発現の制御機構がポストゲノムの大きな方向である。ゲノミクス，プロテイオミクス，バイオインフォマティクスなど，次々と新しい造語が生まれ，生命科学も様変わりしてきた。1つの遺伝子とそのタンパク質という，これまでの概念から生物全体，細胞全体を網羅した遺伝子とタンパク質の解析の時代に入っている。

これまで医薬品の開発は，その病気に対する特異的な治療剤が中心であった。

スプライシング
真核生物のタンパク質をコードする遺伝子のほとんどはエキソンとイントロンをもち，タンパク質コード領域は分断されている。遺伝子はmRNAに転写された後，イントロンが除去されてエキソンが再結合する，すなわちスプライシング反応によって成熟mRANとなる。選択的スプライシングはいくつかのエキソンを使い分け，違ったタンパク質を作り出し，機能や性質を変化させることができる。

患者個別の多様性は無視されてきたと思われ，個人個人で異なる薬の副作用の程度や効き具合はほとんど考慮されなかった。しかし今後，ゲノム情報に基づいた個人情報から薬の種類や量などが決定され（薬理ゲノミックス），テーラ（オーダー）メイドの治療法が行われる時代となる。薬の開発もそうした情報からデザインされ，個人を重視した疾患治療を行うことが期待されている。そのほか，SNP（single nucleotide polymorphism）による解析も進んでいる。DNAチップやプロテインチップの利用も，ポストゲノムには欠かせない技術となっている。

5 遺伝子解析に登場する生物たち

1）大腸菌

　大腸菌（*Escherichia coli*）は嫌気性のグラム陰性桿菌で *E. coli* と呼ばれ，遺伝子解析技術には欠かせないものである。原核生物であるため，ゲノムは細胞質に1つの染色体として局在し，イントロン（intron；介在配列）をもたないので，ゲノム構造とmRNAが一致する。分裂で増殖するが，接合や組み換えもする。そのゲノム構造は1997年に全塩基配列が決定され，4,300個ほどのタンパク質がコードされていることがわかった。プラスミド（核外遺伝子）やバクテリオファージなどに異種の遺伝子を導入してトランスフォーメーション（形質転換）し，導入した遺伝子を増幅することができ，また，タンパク質もつくることができる。初期のころの遺伝子に関する情報はこの大腸菌とそのファージによるものが多く，分子生物学の基礎をつくった。また，遺伝子の調節機構もオペロンの発見で大きく発展した。塩基配列の決定，組み換えタンパク質の産生，cDNAライブラリやゲノムライブラリの作成には欠かせない。また，インスリンやインターフェロン，成長ホルモンなどの実用的な医薬品の生産にも役に立っている。

2）酵母菌

　酵母菌には分裂酵母や出芽酵母など多くの種類があるが，出芽酵母のサッカロミセス属は食品加工と緊密に関係しており，パン，酒類，みそやしょうゆの醸造に古くから利用されている。分子生物学では真核生物のモデルとして重要であり，多くの情報や知見を提供している。生命科学の研究材料や遺伝子工学の道具として貢献しており，そのゲノム構造も明らかにされている。

3）線虫

　線虫は土壌や動物体内などに生息する生物で，その中のC. エレガンス（*C. elegans*）は研究材料として多くの知見を提供している。C. エレガンスは長さが1～1.4mmと小さく，約1,000個の細胞からなっており，受精卵からの細胞

SNP解析
1塩基多型の略。DNAの塩基配列は，個人によってわずかずつ異なっており，これが全ゲノム中の約1％，数百万か所あるとされている。SNP解析は塩基配列が1箇所だけ置き換わっている遺伝子の解析である。個人の病気への罹患性，薬の効き具合や副作用に関連するといわれ，個人の体質にあった薬剤の投与（テーラーメード医療）の実現につながると考えられている。

プロテインチップ（プロテインマイクロアレイ）
DNAチップ（DNAマイクロアレイ）は1枚のスライドグラスに数千から数万種類のDNAを固定して整列したもので，一度に発現している遺伝子を網羅的に検出する方法であるのに対し，プロテインチップは細胞で発現しているタンパク質を検出し，発現量を解析する方法である。1枚のガラスやシリコンチップ上に多くのタンパク質や抗体を固定し，サンプルと反応させて結合したものを検出する。

原核生物
核膜のない細胞からなる生物種で，細菌類やらん藻類がこれに属する。核がなく，DNAは細胞質中に存在している。原核生物には，真核生物にみられるミトコンドリア・ゴルジ体・葉緑体などの細胞小器官はない。

オペロン（operon）
1つのプロモーターによって支配される転写単位のことで，F. Jacobと J. Monodによって1961年オペロン説として提唱された。彼らはラクトース（乳糖）の分解に関係する酵素群のmRNAは1つの遺伝子により発現され，その上流には調節領域であるプロモーターおよびオペレーターが存在することを見い出した。

細胞 lineage（細胞系譜）
C.エレガンスでは受精卵から成虫にいたる細胞系譜が完全に解明されており、発生過程での細胞移動も個々の細胞単位で全てわかっている。細胞分化の運命を決定する上で、格好の材料である。

lineage（系譜）が明確にわかっている。雌雄同体（体細胞956個）と雄（同1031個）の個体が存在し、6本の染色体に1億個の塩基と19,000個の遺伝子をもっている。受精後3日で成虫となり、寿命は10～20日と短い。そのため老化と寿命の研究対象となっている。遺伝子はイントロンやジャンクDNAが少ないことから調節領域を含めた遺伝子をクローニングすることができる。さらに遺伝子導入や遺伝子ノックアウト、siRNAも容易に行える。細胞のlineageが明確であることから、アポトーシスの研究材料として大きく貢献した。

4）キイロショウジョウバエ

キイロショウジョウバエは遺伝学の基礎をなした生物として、また発生・分化にかかわるヒトと共通する多くの遺伝子の発見に貢献した。T.H.モーガンはショウジョウバエの眼の突然変異体を遺伝学の対象として研究を進め、様ざまな変異体を用いて連鎖や組み換え現象を追究し、4種類の連鎖群を見つけ、各連鎖群について染色体上における配列状態を示し、染色体（連鎖）地図を完成させた。

その後、トランスポゾン（動く遺伝子、Pエレメントなど）の発見が種々の遺伝子を組み込むことを可能にし、ショウジョウバエのトランスジェニック（形質転換）法が確立され、遺伝子機能解析や分子機構の解明に大いに利用された。1980年代後半なるとショウジョウバエを使った形態形成因子が次々とクローニングされ、体軸（前後軸や背腹軸）遺伝子、パターン形成遺伝子である分節遺伝子やホメオティック遺伝子が発見された。これらはヒトや他の脊椎動物にも共通するものであったことから発生学に多大の貢献をもたらした。

転写制御因子やシグナル伝達のメカニズムの研究も、ショウジョウバエを使って盛んに行われている。

ホメオティック遺伝子
生物の発生過程はボディープラン（体の設計図）のもとで正確に行われる。ボディープランはハエからヒトにいたるまで基本的には類似しており、かかわる遺伝子は多くのタイプが同定されている。その中でも体の構造の形成に関与する遺伝子群がある。それらの遺伝子は180塩基対からなる共通した配列（ホメオボックス領域）をもつことから、ホメオティック（ホメオボックス）遺伝子とよばれ、その遺伝子産物は転写制御因子である。

5）マ ウ ス

マウスも実験動物してよく用いられ、マウスのゲノムも解明された。分子生物学では、ヒトに近いのでヒトのモデルとして使われ、病態モデルマウス、トランスジェニックマウス、ノックアウトマウス、キメラマウスなどが作られ、疾患の原因遺伝子の同定や遺伝子の機能解析に重要な位置にある。

染色体は19対、それに性染色体の40本からなる。ヒトに近い遺伝子構造や疾患をもつので他の動物で得られないデータを提供している。

（1）トランスジェニックマウス

トランスジェニックマウスは1980年代にアメリカで開発され、マウスの受精卵（1細胞期）に目的とする遺伝子を注入して、その遺伝子の発現を起こさせ新しい機能をもつマウスを生み出す方法である。遺伝子の機能を調べたり、発現する細胞を特定するのに役立ち、また、アンチセンスDNAで正常遺伝子の

4.2. 遺伝子組み換え技術

図4.2.-9 トランスジェニックマウス作製法

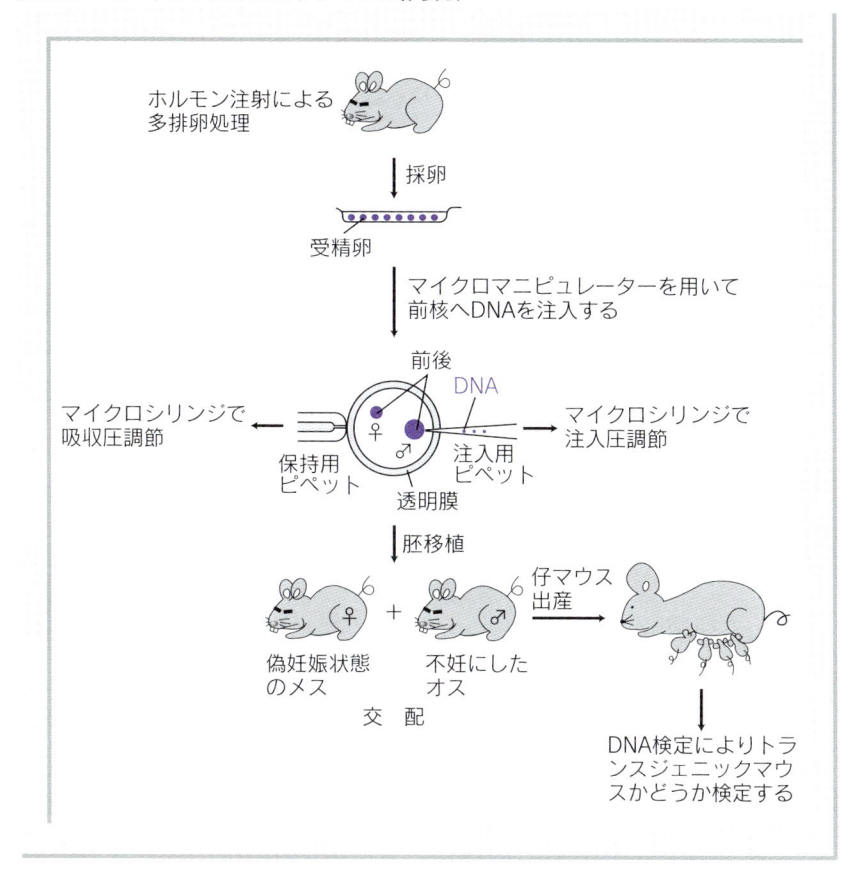

はたらきを抑制するものこの方法のひとつである。

（2）ノックアウトマウス

　ノックアウトマウスは特定の遺伝子を人為的に欠損させて作ったマウスで，それによって致死になったり，器官や組織に異常が発生する。英国のエバンスによって考案された。マウスの ES 細胞（embryonic stem cell，胚幹細胞）を用いて行われ，今では多くの遺伝子がこの方法で解析され，その産物の機能が明らかになっている。

6）その他の生物

　前述の生物以外にも多くの生物が遺伝子解析あるいは生命現象の解明に使われている。植物ではシロイズナズナ，イネやダイズなど，動物ではアフリカツメガエル，ゼブラフィッシュ，ホヤ，昆虫のカイコ，プラナリアなどが研究材料として多くの情報を提供している。また，細菌，カビ，ウイルスなど病気や食品などに関連する微生物もその対象となっている。

6 アンチセンス法

遺伝子が活性化され，転写・翻訳されるときDNAやRNAは一本鎖になる。この一本鎖をセンス（sense）側と呼び，その相補的な配列をもつもう一方の鎖や，その一部の配列をもつオリゴヌクレオチドをアンチセンス（antisense）という。センス側のDNAやRNAにアンチセンスは結合することができ，転写や翻訳を抑制する。

多くの疾患やアレルギーを示す食品では，望ましくない遺伝子や原因となる遺伝子が発現しているので，それらを抑制するためにアンチセンスを導入して遺伝子発現を抑え，遺伝子産物の産生を抑制できる。アンチセンスには，以下のような効果があり，がん細胞の増殖抑制（抗がん剤）や疾患の治療に用いられている。

①二本鎖DNAを三本鎖DNAにしてDNA転写阻害
②転写因子のDNAへの結合阻害
③RNAポリメラーゼの読みとり阻害
④イントロンのスプライシング阻害
⑤核膜通過阻害
⑥リボヌクレアーゼによるmRNA分解阻害
⑦RNAに介入して翻訳阻害

また，植物にも応用され，日持ちのよいトマト（フレーバーセーバー）の開発に用いられている。熟成に関与するポリガラクチュロン酸（ペクチン分解酵素）のmRNAに対するアンチセンスRNAをトマトに導入することでトマトの

図4.2.-10　日持ちのよいトマトを作るためのアンチセンス法

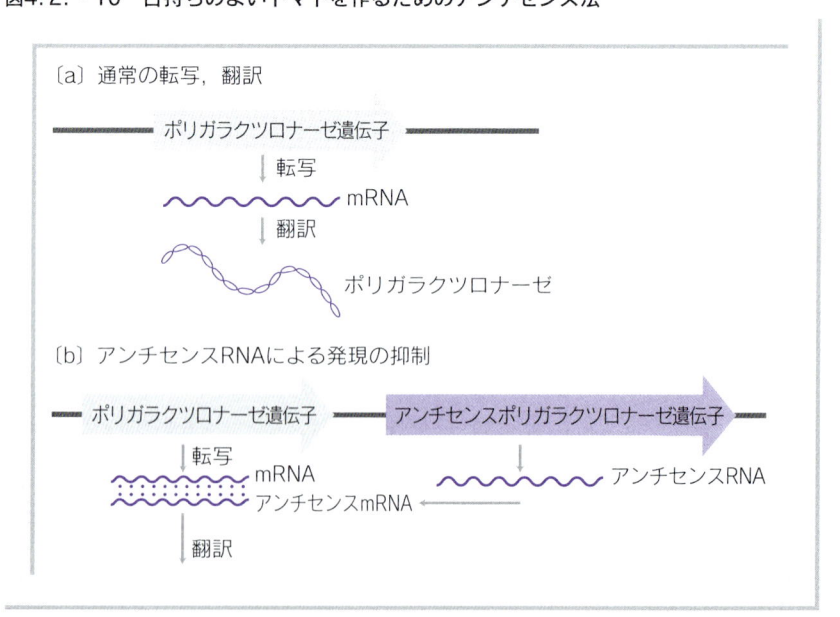

〔a〕通常の転写，翻訳
ポリガラクツロナーゼ遺伝子
↓転写
mRNA
↓翻訳
ポリガラクツロナーゼ

〔b〕アンチセンスRNAによる発現の抑制
ポリガラクツロナーゼ遺伝子　　アンチセンスポリガラクツロナーゼ遺伝子
↓転写　　　　　　　　　　　　　　　　　　　　　アンチセンスRNA
mRNA
アンチセンスmRNA ←
↓翻訳

組織が柔らかくならないまま熟成することとなり，日持ちがよくなる。そのほか，酒製造の品質低下を招来するタンパク質のグルテリンの遺伝子を抑制して，グルテリン含量の低い低タンパク質イネや，低アレルギーイネの育成にも用いられている。

7 RNAi（siRNA）

RNAiはRNAインターフェアランスのことで，1998年にA. Fireらのグループが線虫（*C. elegans*）にdsRNAを導入して真核生物遺伝子の発現を特異的に抑制する方法として紹介された。現在この方法は，原生動物，菌類，ヒドラ，プラナリア，ショウジョウバエや哺乳類の細胞にdsRNAを導入し，目的のmRNAを標的として，発現を抑制するのに使われている。試験管内で目的の遺伝子のcDNA（あるいはエキソンを含むゲノミック遺伝子断片）を鋳型にしてdsRNAを合成し，*C. elegans*などの生物体内や細胞内にマイクロインジェクションすると，その目的の遺伝子機能を特異的にすることができる。そのメカニズムはまだよくわかっていないが，RNAiの特徴は次世代にもその効果が確認されることにある。この方法を使った遺伝子解析は進んでおり，ノックアウトマウスに比べ簡単であることから，急速に普及している。

そのほか，目的の遺伝子発現の抑制，遺伝子発現のカスケードの分断，シグナル伝達の阻害，翻訳レベルでの阻害などを利用して遺伝子の発現を抑制する方法があり，ドミナントネガティブ法やリボザイム法もそのひとつである。

8 バイオテクノロジーに使われる実験法

1）サザンブロットハイブリダイゼーション（Southern blot hybridization）

ゲノム遺伝子を検出するのに使われる方法。ゲノムをある適当な制限酵素で処理し，それをアガロース電気泳動を行う。分子量の大きさによって分けられたDNAフラグメントをニトロセルロースやナイロンメンブレンに移し替え，DNAを一本鎖に処理して，それにやはり一本鎖にしてラベルしたプローブをハイブリダイゼーションバックの中で反応させて，目的とする遺伝子を検出する。これにより遺伝子のコピー数や制限酵素サイトがわかる。これを利用してRFLP法や遺伝子マップの作成にも用いられる。

2）ノーザンブロットハイブリダイゼーション（Northern blot hybridization）

この方法は，上記のサザン法と同じように行うが，サンプルはmRNAか総RNAをアガロース電気泳動し，DNAプローブで目的の遺伝子の発現を検出する方法であり，定量もできる。発現している遺伝子のmRNAの定量はリアルタイムPCR法や，最近普及してきたDNAマイクロアレイ（DNAチップ）法でも可能である。

マイクロインジェクション法
細胞内や核内に遺伝子を導入するときに用いる方法で，動植物細胞や受精卵などへ効率よく導入できる。植物ではプロトプラストを調製しなくても導入可能であるなど，優れた点がある。通常は，マイクロマニュピレーターという装置を使って行う。

ドミナントネガティブ（優性不能型）
正常タンパク質の機能を阻害するため，細胞などで変異型タンパク質を大量に発現させることによって，細胞に与える影響を調べ，正常タンパク質の機能や役割を解析する方法。

リボザイム
RNA分子の中には酵素として機能するものがあり，これをリボザイムとよび，RNAの切断や再結合などの反応を触媒する。この性質を利用してウイルス遺伝子やがん原遺伝子の特異的発現の抑制に用いることが可能である。

3）ウエスタンブロットハイブリダイゼーション（Western blot hybridization）

タンパク質の多くは異種の生物で免疫すると抗体ができる。そして，いわゆる抗原抗体反応を起こし，タンパク質と抗体は結合する。この性質を利用して前述のハイブリダイゼーション法同様，サンプルをポリアクリルアミド電気泳動してニトロセルロースやPVDF膜に移行させ，一次抗体（そのタンパク質の抗体）を加えて反応させ，次にラベルした二次抗体（加えた一次抗体の抗体）を加えて検出する。この方法を使うと，発現した遺伝子が作るタンパク質を直接に同定定量できる。また，正確に定量するにはELISA法が用いられる。

図4.2.-11　各種のブロッティング法

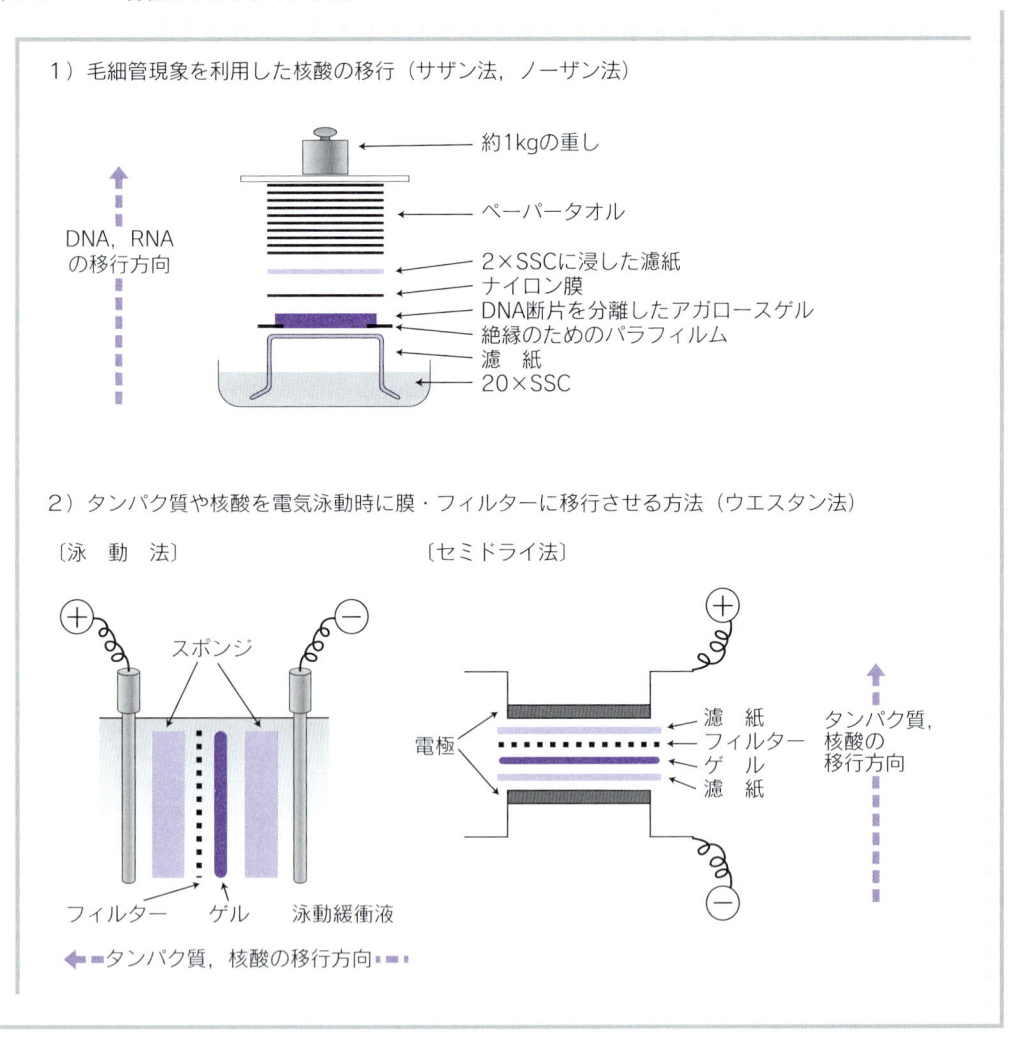

4）プロモーターアッセイ（レポーターアッセイ）

遺伝子はタンパク質をコードする領域と発現を調節するプロモーター領域（エンハンサーやサイレンサーを含む）からなっている。プロモーター領域の解析には，重要と思われるエレメントを除去したり挿入したり，あるいは突然変異を入れたりして転写の効率をみる。目的の遺伝子のプロモーターにルシフェラーゼやクロラムフェニコールアセチルトランスフェラーゼ（CAT）などの遺伝子（レポーター遺伝子）をつなぎ，つないだ遺伝子が転写され，最終生産物のタンパク質の酵素活性の強さを定量し，プロモーター領域の機能を解析する方法である。

5）In situ ハイブリダイゼーション

In situ ハイブリダイゼーション法は細胞や組織の中で，ある遺伝子がどこで発現しているかを検出する方法である。これには mRNA を検出する場合とタンパク質を抗体で検出する場合がある。組織だけではなく，個体全体を使ったホールマウント In situ ハイブリダイゼーションも行われている。In situ ハイブリダイゼーションも自動化されており，今後のポストゲノムにおける遺伝子の機能解析には，DNA チップ同様重要な手法となっている。

6）ポリクローナル抗体とモノクローナル抗体

抗体を使って目的のタンパク質を検出するのに広く用いられている。ウサギやマウスに目的のタンパク質に特異的な抗体を作らせ，それを使って組織や細胞内に存在する抗原であるタンパク質を，抗原抗体反応を利用して検出したり，また，ヒトのがん細胞に特異的な抗原に対する抗体を作製し，それを患者の治療に使ったりできる。

タンパク質で免疫した場合，タンパク質分子の抗原（エピトープ）となる部位を認識する抗体が作製される。したがって，動物から得られる抗血清にはタンパク質内のアミノ酸配列やタンパク質の立体構造を認識するような抗体ができる。つまり免疫した動物にできる抗体は1つではなく複数できる。これをポリクローナル抗体という。免疫細胞のB細胞は1つの抗体しか作らないので，これを単離するとタンパク質の特定領域だけ認識するクローンが得られる。マウスに抗原を接種し，その抗体を作製させた後，脾臓から免疫細胞を分離し，これとミエローマ細胞とを融合させて半永久的に増殖機能をもたせることができる。この融合細胞群は，抗原の特異的エピトープのみを認識できるものの集まりであり，これから目的の免疫した抗原のクローンを得ることができる。例えば，BSE（牛海綿脳症）の原因となる病的プリオン（PrP^{SC}）と正常プリオン（PrP^C）とをそれぞれ認識する抗体が作製されると，BSE の判定に使うことができる。

プリオン
病的プリオンは正常型プリオンに自己触媒的に構造変化を起こさせ，異常型に変えていくメカニズムをもつ。正常プリオンの機能については明らかではないが，脳などに多く局在している。ヒトの Creutzfeldt-Jakob 病（CJD）も，原因は異常プリオンと考えられている。

4.3. 組み換え作物・食品

1 組み換え作物・食品の今

1）組み換え作物の目的

　外来遺伝子を作物，動物あるいは微生物に組み込み，新しい機能をもたせ，その生産物を食品として利用することで考え出されたのが，組み換え体生物である。目的は，環境の悪い耕地での高い収穫性であり，雑草や害虫による収穫量の減少を防ぐためにその作物にはない遺伝子を導入することで，組み換え作物が生まれた。また，ヒトの生体内には微量しか存在しないタンパク質を植物，動物，微生物に作らせ，それを大量に調製できることにメリットがある。

　これまで数多くの組み換え生物が作製され，特に食品や家畜の飼料として利用されている。これらは直接あるいは間接的にヒトに摂取されることから，その安全性が問われ，大きな社会問題にもなっている。しかし，害虫によって受ける損害の程度は計り知れないものがあり，人の手で雑草を取り除くために多大の労力と費用または多量の農薬が使用されている現状も事実である。限られた地球の耕地と増加する人口にどのように対処するかは，21世紀の大きな問題である。上に述べたように，それが安全であることが第一であることには間違いないが，まだわかってないことも多く，組み換え食品については賛否両論がある。議論はさておき，ここでは組み換え作物の現在の状況について説明する。

2）組み換え作物の発展

　組み換え作物はトランスジェニック生物とも呼ばれ，多くの生物に異種の遺伝子を導入することで発展してきた。バクテリアのプラスミドにヒトや他の生物の特定の遺伝子を導入して（トランスフォーメーション），その遺伝子が作るタンパク質を大量に調製することがベースとなり，これを解析することが分子生物学の発展に大きく貢献してきた。

　ヒトのインスリン，インターフェロン，エリスロポエチンや成長ホルモンなどは大腸菌で作られ，薬として使用されている。酵母菌ではパンやビールの改良に遺伝子導入が利用され，新しい酵母菌が生まれている。さらに，遺伝子組み換え食品として，日持ちのよいトマト，除草剤に影響を受けないダイズ，害虫に強いトウモロコシ，雄性不稔性ナタネ，ウイルスに強いパパイア，耐病性のイネやキュウリ，成分を改変したラウリン酸産生ナタネや高オレイン酸ダイズなどが開発されている。そのほか，ペチュニアなどの花の色の開発や，病原菌に強いワタなどが作られている。

4.3. 組み換え作物・食品

表4.3.-1 高等植物への代表的な遺伝子導入法

		導入法	主な実験材料
直接導入法	化学的手法	ポリエチレングリコール（PEG）などの化学物質による方法	プロトプラスト
	物理学的手法	エレクトロポーション法（電気穿孔法）	プロトプラスト
		パーティクルガン法	培養細胞・組織　組織切片，器官　および植物体
間接導入法	生物学的手法	アグロバクテリウムを介した方法	培養細胞・組織　組織切片，器官　および植物体

表4.3.-2 商品化されている遺伝子組換え作物と商品化された国および年次（1998年10月現在）

農作物名	最初に商品化された国（開発企業）	開発年次	
1. 日持ちのよいトマト"フレーバーセイバー"	アメリカ（Calgene）	1994	△
2. ペクチンを多く含むトマト（ピューレ）	イギリス，メキシコ，アメリカ（Zeneca）	1995	
3. 日持ちのよいトマト"エンドレスサマー"	アメリカ（DNAP）	1995	
4. 除草剤の影響を受けないダイズ	アメリカ（Monsanto）	1995	○
5. 除草剤の影響を受けないナタネ	カナダ（AgrEvo）	1995	○＊△◎◎
6. 除草剤の影響を受けないナタネ	カナダ（Monsanto）	1995	○
7. 害虫（甲虫類）に強いジャガイモ	アメリカ（Monsanto）	1995	○＊
8. ラウリン酸高生産性ナタネ	アメリカ（Calgene）	1995	
9. ウイルス病に強いスクワッシュ（カボチャの仲間）	アメリカ（Asgrow）	1995	
10. 除草剤の影響を受けないトウモロコシ	アメリカ（DeKalb）	1996	
11. 除草剤の影響を受けないトウモロコシ	アメリカ（AgrEvo）	1996	＊◎
12. 害虫（鱗翅目）に強いトウモロコシ	アメリカ（Northrup King）	1996	○＊
13. 害虫（鱗翅目）に強いトウモロコシ	アメリカ（Ciba Seeds）	1996	○
14. 害虫に強く除草剤の影響を受けないトウモロコシ	アメリカ（Monsanto）	1996	
15. 除草剤の影響を受けないナタネ	カナダ（Plant Genetic System）	1996	○＊＊＊△
16. 雄性不稔性を付与したナタネ	カナダ（Plant Genetic System）	1996	
17. 除草剤の影響を受けないワタ	アメリカ（Calgene）	1996	△△
18. 害虫（鱗翅目）に強いワタ	アメリカ，オーストラリア（Monsanto）	1996	＊
19. 色変わりカーネーション	オーストラリア（Florigene）	1997	
20. 日持ちのよいカーネーション	オーストラリア（Florigene）	1997	
21. ウイルス病に強いパパイヤ	アメリカ（Cornel大学ほか）	1997	

○印：1996年8月厚生省（食品衛生調査会）で安全性評価を受けた7品種
＊印：1997年5月厚生省（食品衛生調査会）で安全性評価を受けた8品種
△印：1997年12月厚生省（食品衛生調査会）で安全性評価を受けた5品種
◎印：1998年9月厚生省（食品衛生調査会バイテク特別部会）で安全性評価を受けた3品種

第4章　分子栄養学とバイオテクノロジー

図4.3.-1　遺伝子組み換えの主な方法（農水省資料より）

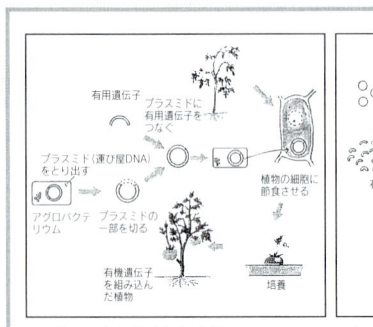

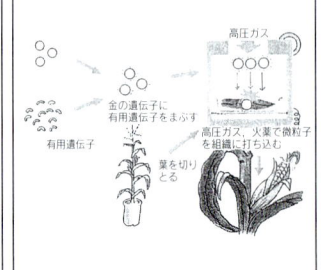

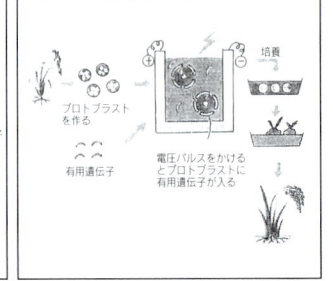

　　　アグロバクテリウム法　　　　　パーティクルガン法　　　　　エレクトロポーション法

2 組み換え作物・食品の開発

1）除草剤に強い作物の開発

　作物の収穫量を上げるためには、作地に発生するその作物以外の植物、いわゆる雑草を除去する必要があり、その方策として除草剤・農薬を散布している。しかし、除草剤は目的の作物も枯らしてしまうので、その使用には制限がある。そこで除草剤の影響を受けない作物を作出すれば除草剤を使って収量を高め、また、除草剤は適正量を使用することになる。

　除草剤として使用されているグリホサートは植物体の茎葉から吸収され、アミノ酸合成酵素系の5-エノールピルビンルシキミ酸-3-リン酸合成酵素（EPSPS）を阻害し、チロシン、フェニルアラニン、トリプトファンなどの芳香族アミノ酸の生合成を抑制する。その結果、これらのアミノ酸の欠如のために雑草は枯死してしまう。

　除草剤の影響を受けないダイズは、このグリホサートの影響を受けないように遺伝子組み換えを行っている。グリホサートは植物のEPSPSには高い親和性をもっているが、土壌微生物のアクロバクテリウムCP4のEPSPSはグリホサートに親和性が低いため、グリホサートが存在しても芳香族のアミノ酸合成系に影響がない。そこでアクロバクテリウムのEPSPS遺伝子をダイズに遺伝子銃を用いて撃ち込み、除草剤グリホサートの影響を受けないダイズが開発された。それ以外にもEPSPSを過剰生産させたり、グリホサートを積極的に解毒分解する方法なども行われている。

　その他の除草剤についても、除草剤によって受ける代謝系の阻害を回避するような方法や、除草剤を解毒するような遺伝子導入が開発されている。

4.3. 組み換え作物・食品

図4.3.-2 除草剤（グリホサート）の植物体内での挙動と作用

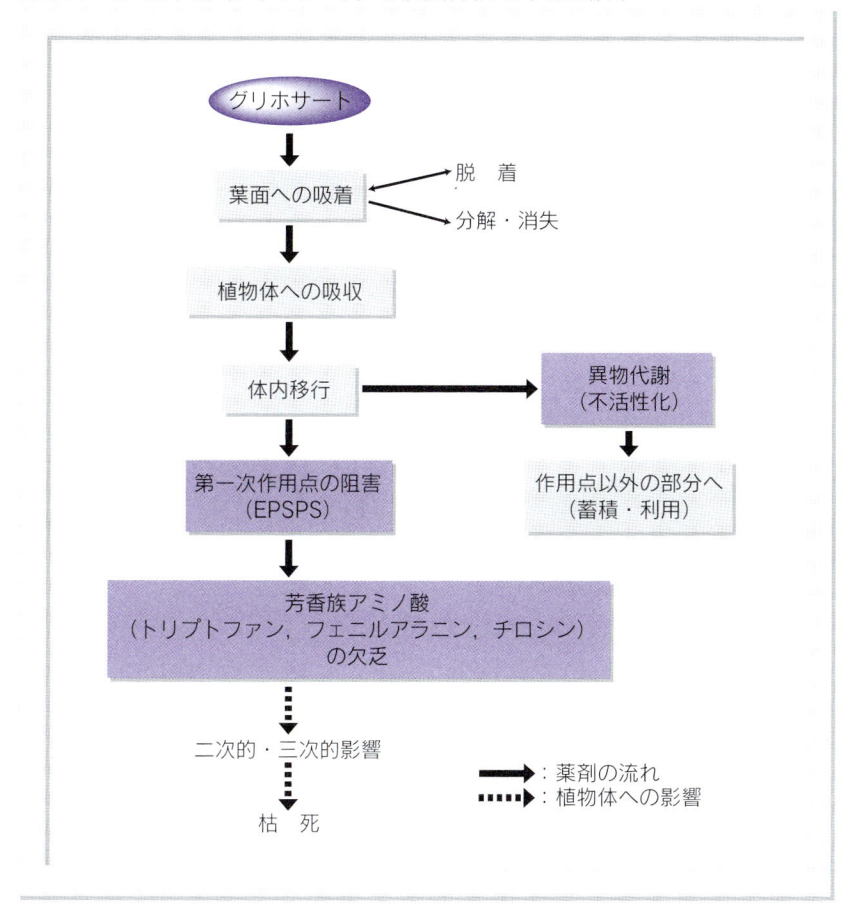

```
              グリホサート
                  ↓
              葉面への吸着 ──→ 脱　着
                  │        ──→ 分解・消失
                  ↓
              植物体への吸収
                  ↓
              体内移行 ─────→ 異物代謝
                  │           （不活性化）
                  │               ↓
                  │           作用点以外の部分へ
                  │           （蓄積・利用）
                  ↓
              第一次作用点の阻害
              （EPSPS）
                  ↓
              芳香族アミノ酸
              （トリプトファン，フェニルアラニン，チロシン）
              の欠乏
                  ⋮
              二次的・三次的影響
                  ⋮        ──→ ：薬剤の流れ
                  ↓        ┈┈→ ：植物体への影響
                 枯　死
```

図4.3.-3 グリホサート耐性作物の作用機序 —解毒代謝の場合—

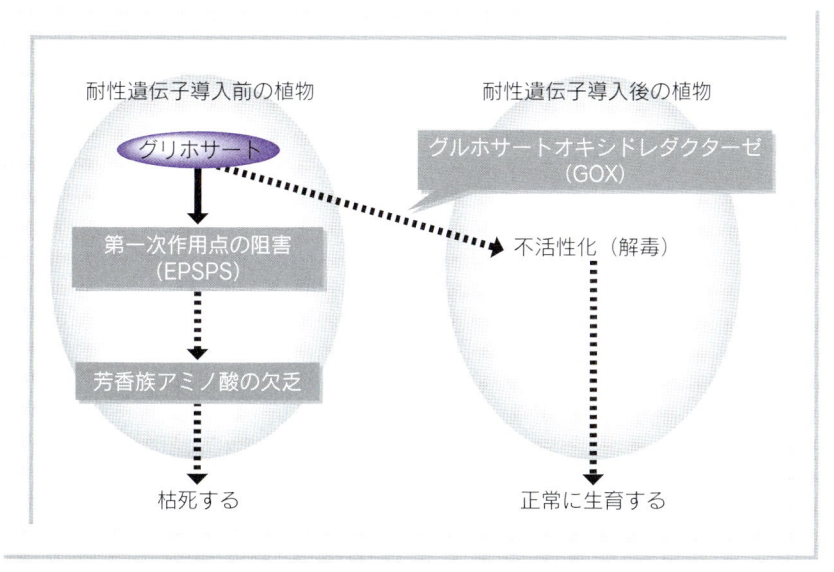

```
  耐性遺伝子導入前の植物        耐性遺伝子導入後の植物

      グリホサート              グルホサートオキシドレダクターゼ
          ↓                              （GOX）
    第一次作用点の阻害      ┈┈┈┈→  不活性化（解毒）
      （EPSPS）                           ⋮
          ⋮                               ⋮
    芳香族アミノ酸の欠乏                    ⋮
          ⋮                               ↓
          ↓                         正常に生育する
       枯死する
```

第4章　分子栄養学とバイオテクノロジー

図4.3.-3　世界における除草剤の影響を受けない作物の商品化・生産概況（1999年7月現在）

作　物	除　草　剤	開　発　企　業	商品年	生産開始年(国)	日本における状況 一般圃場栽培または輸入可能
ダイズ	グリホサート	Monsanto	1996	1996(アメリカ,カナダ)	1996
	グルホシネート	AgrEvo	−	1997（アメリカ） 1998（EC）	1999
ナタネ	グリホサート	Monsanto	1995	1996（カナダ）	1996 − 1998
	グルホシネート	AgrEvo	1995	1996（カナダ）	1996 − 1997
		Plant Genetic System[*1]	1996	1996（カナダ）	1996 − 1998
	プロモキシニル	Rhone Poulens Sante	予定	−	1998
トウモロコシ	グリホサート	Monsanto	1998	−	1997 − 1998
	グルホシネート	AgrEvo	1996	1997（アメリカ）	1997 − 1998
		Plant Genetic System[*2]	予定	−	1999
ワタ	グリホサート	Monsanto	1997	−	1997
	プロモキシニル	Calgene	1996	−	1998
	スルホニルウレア系	Dupont	予定	−	−
タバコ	プロモキシニル	Rhone Poulens Sante	予定	−	−

＊1：雄性不稔遺伝子も導入
＊2：害虫抵抗性遺伝子も導入

2）害虫に強い作物の開発

　害虫によって作物の収穫量が大きく影響されることは，生産者や食糧政策にとって大きな問題である。そのために多量の殺虫剤が使われるが，環境や生物におよぼす安全性の問題も無視できない。

　トウモロコシには，北米では鱗翅目（蝶や蛾が属する）のヨーロッパアワノメイガやオオタバコガ，鞘翅目のウリハムシ類，アジアでもアワノメイガやオオタバコガ，イネヨトウの被害が多く，防除対象となっている。米国ではヨーロッパアワノメイガやオオタバコガによる被害が，年額1,800億円にのぼるといわれている。ヨーロッパアワノメイガやオオタバコガはトウモロコシの葉に卵を産みつけ，孵化した幼虫は葉を餌として食べた後，殺虫剤の届かない茎や雌穂内部まで侵入してトウモロコシに害を与える。それ自体の影響と食害された箇所からの植物病原菌の侵入によって大きな害を与える。

　土壌にはこの鱗翅目を特異的に殺してしまう細菌；バチルス・チューリンゲンシス（B.T.菌）という土壌微生物類が存在する。B.T.菌はBt毒素といわれるタンパク性の殺虫性毒素を産生する。これが蝶や蛾の体内に入ると消化管の受容体と結合し，消化管を破壊して虫は死んでしまう。このBt毒素の遺伝子をトウモロコシなどの作物に導入して，害虫の被害を食い止めようとしたのがBtトウモロコシである。殺虫剤を使わず，害虫の被害を食い止めることができるので理想の方法と考えられた。

3）組み換え作物・食品の可能性

　開発済みや開発中あるいは計画されている組み換え作物や食品は多い。抗菌性や抗ウイルス性をもつものや，病気に強い作物や動物，寒さや乾燥あるいは高塩濃度でも育つ作物，食品アレルギーの少ない低アレルギー食品，がんを直す，あるいはがんを予防するような成分をもつ食品，高血圧，糖尿病や高コレステロール血症などの生活習慣病を予防・治療する食品など，様ざまな可能性がある。また，食品に限らず，医薬品，環境に優しい素材やプラスチック，あるいは有害物質を分解するような微生物の開発など，期待は大きい。

3 組み換え作物・食品の課題と問題点

1）組み換え作物と環境

　組み換え作物の目的は，われわれ人類の食糧確保や消費者の嗜好に応じた食品の開発が主であるが，これらがすべて，人類や他の生物，地球の生態によいかというと問題が多い。遺伝子導入は最近では比較的簡単に行われ，生物にある能力をもたせたり，またはある機能を失わせたりする方法は研究者や企業においては日常的に行われている。この地球上に人間が作った新しい生物といってもよいだろう。また，そうした生物から影響を受ける生物もでてきている。

　例えば，ヒトや動物の抗生物質は夢の治療薬であったが，それに対する耐性菌の出現はさらに大きな問題となっている。組み換え作物にも同様のことが起こっている。除草剤に対する耐性をもった雑草の出現，Bt毒素に対して抵抗性のもつ昆虫あるいは植物病原菌にも耐性菌が生じている。根本的に生物にとっては，種の保存が第一義的であることから，こうした環境の変化に適応する能力があるのであろう。

2）組み換え作物・食品の安全性

　組み換え食品はわれわれにとって本当に安全であるのか，という問題も残されており，様ざまに論議されている。組み換え食品には，これまでに存在しないタンパク質が含まれるため，その安全性やアレルギー性が問われている。

　食糧自給率の低いわが国では外国からおびただしい食料が輸入され，生産方法やポストハーベストの方法もよくわからないことが多い。食品は安全であることが第一であり，いったん事故が起これば取り返しのつかない状況となる。もし，組み換え食品が危険であれば即刻この方法を使った食品は除去されなくてはならない。

　これらの問題を解決しながら人類の食糧の確保や生態系の維持に努めていく必要がある。これには情報公開が欠かせない。企業や国は正確なデータを公表すべきで，安全性に問題がないと結論されれば，組み換え作物であることを表示し，あとは消費者が判断することになるだろう。

第4章 分子栄養学とバイオテクノロジー

図4.3.-4　厚生労働省の安全審査手続きを経た遺伝子組換え食品　　　2002年10月現在　厚生労働省医薬局食品保健部

品目	名称	性質	申請者	開発国
ジャガイモ	ニューリーフ・ジャガイモ　BT-6系統	害虫抵抗性	日本Monsanto	アメリカ
ジャガイモ	ニューリーフ・ジャガイモ　SPBT02-05系統	害虫抵抗性	日本Monsanto	アメリカ
ジャガイモ	ニューリーフ・プラス・ジャガイモRBMT21-129系統	害虫抵抗性・ウイルス抵抗性	日本Monsanto	アメリカ
ジャガイモ	ニューリーフ・プラス・ジャガイモRBMT21-350系統	害虫抵抗性・ウイルス抵抗性	日本Monsanto	アメリカ
ジャガイモ	ニューリーフ・プラス・ジャガイモRBMT22-82系統	害虫抵抗性・ウイルス抵抗性	日本Monsanto	アメリカ
ダイズ	ラウンドアップ・レディー・大豆40-3-2系統	除草剤耐性	日本Monsanto	アメリカ
ダイズ	260-05系統	高オレイン酸形質	デュポン	アメリカ
ダイズ	A2704-12	除草剤耐性	アベンティス クロップ サイエンス シオノギ	ドイツ
ダイズ	A5547-127	除草剤耐性	アベンティス クロップ サイエンス シオノギ	ドイツ
テンサイ	T120-7	除草剤耐性	アベンティス クロップ サイエンス シオノギ	ドイツ
トウモロコシ	Bt11	害虫抵抗性・除草剤耐性	シンジェンタ　シード	スイス
トウモロコシ	Event176	害虫抵抗性	シンジェンタ　シード	スイス
トウモロコシ	Mon810	害虫抵抗性	日本Monsanto	アメリカ
トウモロコシ	T25	除草剤耐性	アベンティス クロップ サイエンス シオノギ	ドイツ
トウモロコシ	DLL25	除草剤耐性	日本Monsanto	アメリカ
トウモロコシ	DBT418	害虫抵抗性・除草剤耐性	日本Monsanto	アメリカ
トウモロコシ	ラウンドアップ・レディー・トウモロコシ　GA21系統	除草剤耐性	日本Monsanto	アメリカ
トウモロコシ	ラウンドアップ・レディー・トウモロコシ　NK603系統	除草剤耐性	日本Monsanto	アメリカ
トウモロコシ	T14	除草剤耐性	アベンティス クロップ サイエンス シオノギ	ドイツ
トウモロコシ	Bt11 スイートコーン	害虫抵抗性	シンジェンタ　シード	スイス
トウモロコシ	鞘翅目害虫抵抗性トウモロコシMON863系統	害虫抵抗性・除草剤耐性	日本Monsanto	アメリカ
トウモロコシ	トウモロコシ1507系統	害虫抵抗性・除草剤耐性	ダウ・ケミカル日本	アメリカ
ナタネ	ラウンドアップ・レディー・カノーラRT73系統	除草剤耐性	日本Monsanto	アメリカ
ナタネ	HCN92	除草剤耐性	アベンティス クロップ サイエンス シオノギ	ドイツ
ナタネ	PGS1	除草剤耐性	アベンティス クロップ サイエンス シオノギ	ドイツ
ナタネ	PHY14	除草剤耐性	アベンティス クロップ サイエンス シオノギ	ドイツ
ナタネ	PHY35	除草剤耐性	アベンティス クロップ サイエンス シオノギ	ドイツ
ナタネ	PGS2	除草剤耐性	アベンティス クロップ サイエンス シオノギ	ドイツ
ナタネ	PHY36	除草剤耐性	アベンティス クロップ サイエンス シオノギ	ドイツ
ナタネ	T45	除草剤耐性	アベンティス クロップ サイエンス シオノギ	ドイツ
ナタネ	MS8RF3	除草剤耐性	アベンティス クロップ サイエンス シオノギ	ドイツ
ナタネ	HCN10	除草剤耐性	アベンティス クロップ サイエンス シオノギ	ドイツ
ナタネ	MS8	除草剤耐性・雄性不稔性	アベンティス クロップ サイエンス シオノギ	ドイツ
ナタネ	RF3	除草剤耐性・稔性回復性	アベンティス クロップ サイエンス シオノギ	ドイツ
ナタネ	WESTAR-Oxy-235	除草剤耐性	アベンティス クロップ サイエンス シオノギ	ドイツ
ナタネ	PHY23	除草剤耐性	アベンティス クロップ サイエンス シオノギ	ドイツ
ナタネ	ラウンドアップ・レディー・カノーラRT200系統	除草剤耐性	日本Monsanto	アメリカ
ワタ	ラウンドアップ・レディー・ワタ1445系統	除草剤耐性	日本Monsanto	アメリカ
ワタ	BXN　cotton　10211系統	除草剤耐性	Stoneville Pedigreed seed	アメリカ
ワタ	BXN　cotton　10222系統	除草剤耐性	Stoneville Pedigreed seed	アメリカ
ワタ	インガード・ワタ　531系統	害虫抵抗性	日本Monsanto	アメリカ
ワタ	インガード・ワタ　757系統	害虫抵抗性	日本Monsanto	アメリカ
ワタ	BXN　cotton　10215系統	除草剤耐性	Stoneville Pedigreed seed	アメリカ
ワタ	鞘翅目害虫抵抗性ワタ　15985系統	害虫抵抗性	日本Monsanto	アメリカ

図4.3.-5　厚生労働省の安全審査手続きを経た遺伝子組換え添加物　　2002年10月現在　厚生労働省医薬局食品保健部

対象品目	名称	性質	申請者	開発国
α-アミラーゼ	TS-25	生産性向上	ノボザイムズ ジャパン	デンマーク
α-アミラーゼ	BSG-アミラーゼ	生産性向上	ノボザイムズ ジャパン	デンマーク
α-アミラーゼ	TMG-アミラーゼ	生産性向上	ノボザイムズ ジャパン	デンマーク
α-アミラーゼ	SP961	生産性向上	ノボザイムズ ジャパン	デンマーク
キモシン	マキシレン	生産性向上	ロビン	オランダ
プルラナーゼ	Optimax	生産性向上	ジェネンコア・インターナショナル・ジャパン・リミテッド日本支店	アメリカ
プルラナーゼ	SP962	生産性向上	ノボザイムズ ジャパン	デンマーク
リパーゼ	SP388	生産性向上	ノボザイムズ ジャパン	デンマーク
リボフラビン	リボフラビン(ビタミンB_2)	生産性向上	ロシュ・ビタミン・ジャパン	スイス
グルコアミラーゼ	AMG-E	生産性向上	ノボザイムズ ジャパン	デンマーク

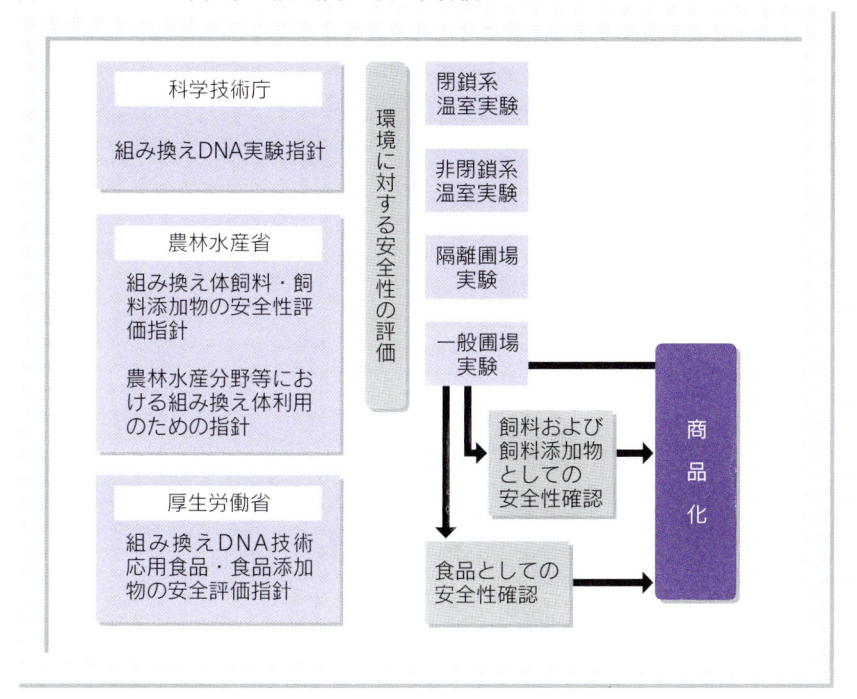

図4.3.-4　わが国の組み換え作物の安全性評価システム

科学技術庁
組み換えDNA実験指針

農林水産省
組み換え体飼料・飼料添加物の安全性評価指針
農林水産分野等における組み換え体利用のための指針

厚生労働省
組み換えDNA技術応用食品・食品添加物の安全評価指針

環境に対する安全性の評価
- 閉鎖系温室実験
- 非閉鎖系温室実験
- 隔離圃場実験
- 一般圃場実験

→ 飼料および飼料添加物としての安全性確認 → 商品化
→ 食品としての安全性確認 → 商品化

3）組み換え作物・食品と健康

　生活習慣病という言葉が世に出て久しい。高度成長とともに日本人の食生活・栄養摂取量は高い水準に置かれ，国民総グルメ状態となった。これに運動不足やストレスさらには環境悪化も加わり，一方では，長寿や医療の進歩もあって，見かけは健康であるが，潜在的には様ざまな病気の種を有している人は少なくない。健康でありたいという願いは誰でも同じであるが，老いることは必然であり，それによる体の弱体化は避けられない。医食同源や予防医学などの言葉は昔から推奨され，健康管理に責任をもつことは重要である。

　健康食品や機能性食品に依存することが多くなっているが，これらの効果には曖昧なものも多く，健康志向からやや商業主義的になっている傾向にある。食物は栄養が基本であるが，われわれは一生涯のうちにあまりにも多くのものを体のなかに摂り入れている。食品は異物であるため，体内に合った形で消化・吸収されている。健康に良いからといって大量摂取することは本義ではない。

　分子栄養学という新しい捉え方の学問が急速に進んでいる現在，栄養摂取にかかわる疾病に関連する情報がますます増えるだろう。

　ヒトのゲノムが解明されたといっても，生命はとても複雑で，その一部分が明らかになったに過ぎない。次々に考案されるバイオテクノロジーや生命工学はさらに進化するであろう。これからこの分野を専攻する若い人たちは，未知なる生命現象の解明や人の健康の増進に大いに貢献するであろう。

第4章　分子栄養学とバイオテクノロジー

参考文献・ホームページ

1）野島　博：遺伝子工学の基礎，東京化学同人，1996.
2）鈴木範男・田中　勲・矢沢洋一：分子生物学への招待，三共出版，2002.
3）寺田　弘・丹羽峰雄：バイオと医療のフロンティア，三共出版，1998.
4）Takara バイオ総合カタログ，タカラバイオ株式会社，2003.
5）日本農芸化学会編：遺伝子組み換え食品，学会出版センター，2000.
6）安田節子：遺伝子組み換え食品 Q&A，岩波ブックレット No. 464, 1998.

DBGETゲノム情報…………http://www.genome.ad.jp/dbget/
　　　　　　　　　　　　　http://www.genome.ad.jp/Japanese/
BLASTホモロジー検索……http://blast.genome.ad.jp/
FASTAホモロジー検索……http://fasta.genome.ad.jp/

索　引

A〜Z

αヘリックス	13
β位	29
β細胞	89
β酸化	29
βヘリックス	13
ACS	84
all-trans-レチノイン酸	41
ANG	78
ATP	15
ATRA	41
A部位	10
BMI	79
BMP	103
BMU	106
Btトウモロコシ	140
B型DNA	4
C/EBP	83
cAMP	70
CETP	26
CRABP	42
CREB	70
CT	56
DNA	1
E-box	19
EC	35
EPSPS	138
FAD	54
FFA	113
FMN	53
FXR	33
GLUT	16, 85
GR	51
HDL	25
HLAclass II	94
HMG-CoA還元酵素	31
HOMA-R	96
I-BABP	34
IGF	35, 82, 107
importin	33
In situハイブリダイゼーション法	135
IRS	91
LDL	25, 69
LPL	84
LRE	44
LXR	33
MAP	91
MAPK	91
MK	49
MODY	95
mRNA	5
MTP	26
n-3系脂肪酸	70
n-6系脂肪酸	70
NAD	54
NADP	54
NF-κB	105
OCIF	58
ODF	58
PAI	87
PCR法	126
PGI$_2$	75
PI3K	91
PK	49
PL	51
PLP	51
PM	50
PN	50
PPARγ	28, 83, 87, 98
PTH	57
P部位	11
RA	41
RAL	41
RANK	105
RANKL	105
RBP	42
RE	41
RNA	1
RNAi	133
ROH	40
rRNA	5
RXR	28
SGLT	16
Smad	104
SOD	62
SREBP	29, 33
TNF	85, 97
TPP	53
tRNA	5
Trp	113
TX	70
UCP	31
VDR	47
VDRE	47
VLDL	25
Z型DNA	4

ア

アイソフォーム	29
亜鉛	61
亜鉛フィンガー構造	62
アシルCoA合成酵素	84
アスコルビン酸	52
アセチルCoA	31
アディポサイトカイン	84
アディポネクチン	86
アデノシン5'-三リン酸	15
アデノシンデアミナーゼ欠損症	128
アテローム	68
アナフィラキシー	111
アポリポタンパク	69
アミノアシル部位	10
アミノ酸	35
アミノ末端	12
アルドステロン	74
アルブミン	36, 113
アルブミンセリンデヒドラターゼ	35

索　引

ア
アレルギー	111
アンジオテンシン	70
アンジオテンシノーゲン	78
アンチコドン	6
アンチセンス側	132
アンチセンス法	132

イ
Ⅰ型骨粗しょう症	102
Ⅰ型糖尿病	90, 94
一次構造	12
一酸化窒素	72, 75
遺伝子解析	119, 127
遺伝子治療	128
インスリン	16, 82, 90
インスリン結合受容体	91
インスリン抵抗性	94
インスリン分泌不全	94
インスリン様成長因子	35, 38
インスリン様増殖因子	82
イントロン	9

ウ
ウイルソン病	63
ウエスタンブロットハイブリダイゼーション法	134

エ
エイコサペンタエン酸	70
エキソン	9
エノールピルビンルシキミ酸-3-リン酸	138
エバンス, R.M.（人）	43
エルゴステロール	47
塩基配列	128
エンドサイトーシス	60
エンドヌクレアーゼ	126
エンハンサー	44

カ
害虫	140
回腸胆汁酸トランスポーター	34
解糖系	18
カイロミクロンレムナント	24
カタラーゼ	59
褐色脂肪組織	82
活性酸素	115
加リン酸分解	21
カルシウム	57
カルシトニン	57
カルシフェロール	46
カルボキシル末端	12
カロテン	41

キ
キイロショウジョウバエ	130
キナーゼ	83
狭心症	67, 72
虚血性心疾患	72
キロミクロン	49

ク
クエン酸回路	20
くも膜下出血	75
グリコーゲン	21
クリック, F（人）	3
グリホサート	138
グルコキナーゼ	18
グルココルチコイド	51, 83
グルココルチコイド受容体	51
グルコーストランスポーター	84
グルタミン	112
グルタミン酸	76
グルタミン酸合成酵素	76
グルタミン酸受容体	76
グルタミン酸輸送体	76
くる病	108
クローニング	121
クローニングサイト	126

ケ
形質転換成長因子	97
克山（ケーシャン）病	64
血管	67
原発性肥満	80
倹約遺伝子	98

コ
交感神経活動	113
交感神経系	74
高血圧	77
抗原抗体反応	111
抗酸化物質	70
酵母菌	129
高密度リポタンパク質	25
骨芽細胞	103
骨形成因子	103
骨粗しょう症	101
骨代謝	102
骨端線	108
骨軟化症	108
ゴルジ装置	91
コレステロールエステル	68
コレステロール輸送タンパク質	26

サ
サイクリック AMP	70, 83
サイトカイン	107
細胞死	76
サザンブロットハイブリダイゼーション法	133
サブユニット	13
酸化 LDL	69
酸化仮説	69
酸化ストレス	116
三次構造	13

シ
シグナル伝達分子	92
脂質	24
脂肪酸	29, 83, 113
脂肪酸エステル	41
シャルガフ, E.（人）	3
シャンボン, P.H（人）	43
弱腫	68
腫瘍壊死因子	85
受容体	91
脂溶性ビタミン	40
常染色体優性遺伝	95
少糖類	15

索 引

除草剤	138	単純脂質	24	**ナ**	
心筋梗塞	67	単糖類	15	ナイアシン	54
ジンクフィンガー	9	タンパク質分解促進因子	111	内臓脂肪型肥満	80
心疾患	72			ナトリウム依存性糖共輸送体	16
腎性骨異栄養症	109	**チ**		軟骨内骨化	102
心臓	75	チアミン	53		
伸長因子	11	チアミンピロリン酸	53	**ニ**	
心不全	74	中胚葉性多機能幹細胞	82	Ⅱ型骨粗しょう症	102
		超低密度リポタンパク質	25	Ⅱ型糖尿病	90, 94
ス		チロシナーゼ	62	ニコチンアミド	54
膵β細胞	23			ニコチンアミドアデニンヌクレオチド	54
ステロイドホルモン	51	**テ**		ニコチンアミドアデニンヌクレオチドリン酸	54
ストレス	113	低密度リポタンパク質	25, 69	ニコチン酸	54
スーパーオキシド	77	デオキシリボース	2	二次構造	13
スーパーオキシドジスムターゼ	62	デオキシリボ核酸	1	二次性肥満	80
スプライシング	9	鉄	59	二重らせん	4
水溶性ビタミン	50	鉄輸送体タンパク質	59	二糖類	15
		デヒドロコレステロール	46	ニトログリセリン	72
セ		テロメア	116		
成熟脂肪細胞	82, 83	電子伝達系	20	**ヌ**	
生理活性脂質	70			ヌクレイン	1
セレノメチオニン	64	**ト**		ヌクレオシド	3
セレン	64	銅	62	ヌクレオチド	3
セロトニン	113	糖質	15		
前駆脂肪細胞	82	糖新生	21	**ノ**	
センス側	132	糖尿病	89	脳梗塞	75
線虫	129	── 合併症	99	脳出血	75
セントラルドグマ	7	── 性神経障害	99	ノーザンブロットハイブリダイゼーション法	133
		── 性腎症	99	ノーザンブロッティング解析	38
ソ		── 性網膜症	99	ノックアウトマウス	45, 130
続発性骨粗しょう症	102	動脈硬化	67		
続発性副甲状腺機能亢進	109	糖輸送担体	16	**ハ**	
ソルビトール	100	ドコサヘキサエン酸	70	敗血症	112
		トコフェロール	48	白色脂肪組織	82
タ		トマト	132, 136	破骨細胞	57, 104
代謝回転	14	トランスジェニック作物	136	── 形成阻害因子	58
大腸菌	129	トランスジェニックマウス	130	── 分化誘導因子	58
多価不飽和脂肪酸	71	トランスファーRNA	6	白血病	110
脱共役タンパク質	31	トリプトファン	113	パラトルモン	57
多糖類	15	トロンボキサン	71	パントテン酸	54
多量ミネラル	56				
ターンオーバー	14				

索　引

ヒ

ビオチン	54
皮下脂肪型肥満	80
非コラーゲン性タンパク質	101
ビタミン	40
ビタミンA	40
ビタミンA受容体	45
ビタミンB_1	53
ビタミンB_2	53
ビタミンB_6	50
ビタミンB_{12}	54
ビタミンC	52
ビタミンD	46
ビタミンD受容体	47
ビタミンD受容体認識配列	47
ビタミンE	48
ビタミンK	49
ビタミンP	54
ヒト遺伝子	119
ヒドロキシ-デオキシグアノシン	115
ヒドロキシラジカル	77
非ヘム鉄	59
肥満	79
標的エンハンサー配列	44
ピリドキサミン	50
ピリドキサール	50
ピリドキサールリン酸	50
ピリドキシン	50
ピリミジン塩基	2
微量ミネラル	56
ピルビン酸キナーゼ	19
疲労	113

フ

フィロキチン	49
複合脂質	24
プテロイルグルタミン酸	54
不飽和脂肪酸	27,30
プライマー	8
プラスミノーゲンアクチベーターインヒビター	87
フラビンアデニンジヌクレオチド	53
フラビンモノヌクレオチド	53
プリン塩基	2
フルクトース	100
プロインスリン	91
プロスタグランジン	71, 111
プロスタサイクリン	75
プロテアソーム	111
プロテオーム	14
プロビタミンA	40
プロビタミンD	46
プロモーターアッセイ法	135
プロモーター領域	19
分岐鎖アミノ酸	113
分泌顆粒	91

ヘ

閉経後骨粗しょう症	107
ペプチジル部位	11
ペプチド結合	12
ヘム鉄	59
ヘモグロビン	59
ヘリックスターンヘリックス	9
ペルオキシゾーム増殖剤活性化受容体	27, 98
ペルオキシダーゼ	59
ペントース・リン酸経路	21

ホ

飽和脂肪酸	30
ポストゲノム	128
ホスファチジルイノシトール三リン酸キナーゼ	96
ホスフォフルクトキナーゼ	18
ホモシステイン	72
ポリオール代謝異常	100
ポリクローナル抗体	135
ポリシストロン性	5

マ

マウス	130
マクロファージ	69, 112
メンケス病	62

ミ

ミオグロビン	59
ミクロソームトリグリセリド輸送タンパク質	26
ミーシャー, J.（人）	1
ミトコンドリア	115
ミネラル	56

ム

無機質	56

メ

メタロチオネイン	61
メッセンジャーRNA	5
メナキノン	49
メンデル, G.J.（人）	1

モ

モノクローナル抗体	135
モノシストロン性	5

ユ

誘導脂質	24
ユビキチン	111
ユビキノール	70

ヨ

葉酸	54
四次構造	13

ラ

ラギング鎖	8
らせん構造	13
ランゲルハンス島	89

リ

リガンド	27
リガンド応答配列	44
律速酵素	100
リーディング鎖	8
リノール酸	70
リボ核酸	1
リボース	2
リボソームRNA	5
リボソームタンパク質	37

リポタンパク	69	レチナール	41	**ロ**	
リポタンパク質リパーゼ	84	レチノイン酸	41, 110	ロイコトリエン	111
リボフラビン	53	レチノイン酸結合タンパク質	42	ロイシンジッパー	9
リモデリング	102, 106	レチノイン酸受容体	28	老化	115
リン	61	レチノール	40	老化プログラム説	116
リン酸化	83	レチノール結合タンパク質	42	老年性骨粗しょう症	107
リン脂質	25	レニン・アンジオテンシン系	74, 78		
		レプチン	85	**ワ**	
レ				ワトソン, J. (人)	3
レジスチン	87				

編：榊原 隆三　長崎国際大学薬学部薬学科 教授
著：岡　達三　元鹿児島大学農学部獣医学科 教授
　　川口　巧　久留米大学医学部医学科 講師
　　佐田 通夫　久留米大学名誉教授
　　杉元 康志　鹿児島大学大学院連合農学研究科 教授
　　中野 隆之　鹿児島純心女子大学看護栄養学部健康栄養学科 教授
　　原田　大　産業医科大学医学部第三内科学 教授
　　堀内 正久　鹿児島大学大学院医歯学総合研究科（人間環境学講座）教授

分子栄養学

2003年（平成15年）5月1日　初版発行
2016年（平成28年）11月10日　第7刷発行

編　者　榊原 隆三
発行者　筑紫 和男
発行所　株式会社 建帛社 KENPAKUSHA

〒112-0011　東京都文京区千石4丁目2番15号
　　　　　ＴＥＬ（03）3944－2611
　　　　　ＦＡＸ（03）3946－4377
　　　　　http://www.kenpakusha.co.jp/

ISBN 978-4-7679-0296-8　C3047　　プロスト／愛千製本所
©榊原ほか，2003.　　　　　　　　　　Printed in Japan
（定価はカバーに表示してあります）

本書の複製権・翻訳権・上映権・公衆送信権等は株式会社建帛社が保有します。
JCOPY〈出版者著作権管理機構 委託出版物〉
本書の無断複製は著作権法上での例外を除き禁じられています。複製される場合は，そのつど事前に，出版者著作権管理機構（TEL03－3513－6969，FAX03－3513－6979，e-mail:info@jcopy.or.jp）の許諾を得て下さい。